京極 真 著
Kyougoku Makoto

医療関係者のための トラブル対応術

信念対立解明アプローチ——

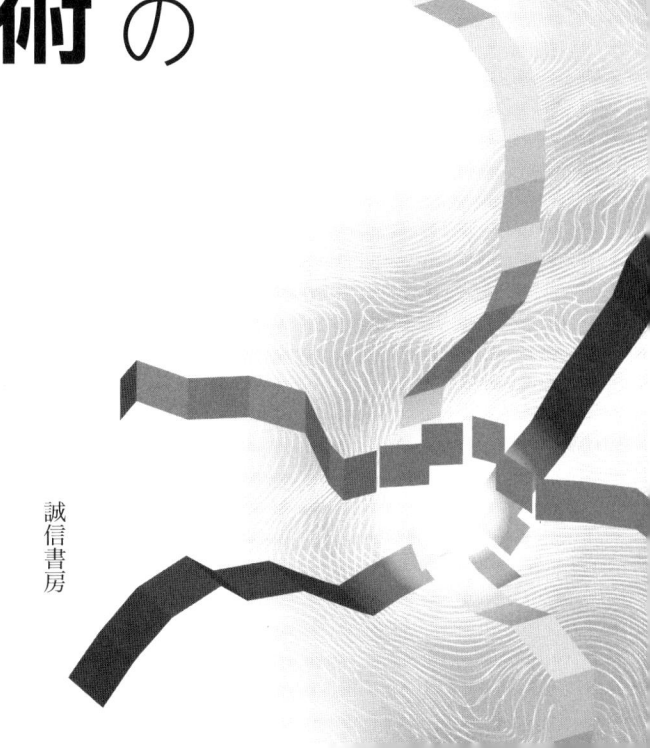

誠信書房

はじめに

本書は、次のような方々に元気になってもらいたくて書き下ろしました。

「医師として看護師と協力し合う必要があるのはわかっているけど、あのチーフ看護師のふてぶてしい態度に腹が立ってしょうがないのです。職種が違ってもチームメンバーなんだから、もっと相手に気遣いする必要があると思いませんか。こんな状態が続いたらチームとしてやっていけないですよ」——**32歳、医師**

「医師に相談すると『看護で判断してくれ』と怒られるので、私たちのほうで判断しながらケアをしていたら、『勝手に判断するな』と怒られるんです。結局、相談してもしなくても怒られるので、医師の顔色をうかがいながら実践する日々が続いており、ストレスが溜まってとてもつらいです。どうしたらいいのか悩んでいます」——**45歳、看護師**

「Aさんは家族から見放され、告知もDNRもされなかったため、亡くなる直前まで医療的介入が行われました。ＩＶＨを行おうとしてもやせ細っているからなかなか通らず、1時間近くかけて挿入したんですが、その翌日には亡くなりました。もっと他の対応がなかったのかと思うと苦しいです」――38歳、作業療法士

「私はあの患者さんの場合、歩行能力を高めるためには平行棒内で歩行訓練をしたり、ＡＤＬ訓練を通して歩行できるようにしたりする必要があると思いました。しかしＢさんは、『深部の筋をダイレクトに鍛える必要がある』と偉そうに言うんですよ。もっと全体を見なければならないのに、何もわかってないんじゃないかと思います」――26歳、理学療法士

「メディカルスタッフと患者が恋愛関係に陥るなんて、倫理的に許されることではありません。なのにあの先生は、担当の患者さんとこっそりつきあっているみたいなんですよね。スタッフの間で噂になっています。ハラスメント防止委員会に報告して、この病院で働けなくしてやろうと考えています」――27歳、臨床心理士

「先生は『治療方針は相談しながら決めましょう』と言うけれど、素人の意見を聞きながら治療しても大丈夫なのかとても不安です。自分の病気のことはいろいろ調べたから理解しているつもりですけれど、やっぱり私たち一般人にはどう判断したらいいかわからないんです。先生が正しいと思う治療を行うべきではないですかね」――61歳、患者

こうした体験は「信念対立」と呼ばれています。信念対立とは、人々の強い思い込み（疑義の余地なき確信〈認識／行為〉）によって引き起こされるトラブルの総称です。先の例でいうと、医師はチームメンバー同士で配慮が必要だと考えていますが、看護師が配慮を感じさせない態度を取るために苛立っています。これは、医師の「チームメンバーへの配慮は当たり前だ」という考えと、看護師の振る舞いが異なるために生じた信念対立であると理解できます。

これまでの研究から、人は信念対立によってネガティブな感情（怒り、不安、葛藤、悲しみ、嫉妬、悪意、不満、ストレスなど）を体験するとわかっています。そして、信念対立の蓄積によって、燃え尽きたり、失望したり、煩悶したり、逃避したり、激怒したりする事態に陥っていることも明らかになっています。その結果、医療に関わる人々は、治療関係の悪化、医療に対する不信感の増大、職務の質の低下、チーム医療の機能不全、医療過誤・医療事故などの問題に遭遇しています。

そのため、多くの人が信念対立に対して何らかの対処を試みています。たとえば、信念対立に陥ると、患者同士で相談したり、上司や同僚に仲裁してもらったり、倫理委員会に掛け合ったり、信念対立する者同士で話し合ったり、我慢したりしています。あるいは、酒を飲んだり、遊びに行ったり、スポーツしたりして、気分転換をする人もいます。ところが、いろいろな対処を行っているわりには、実のところ、多くの人がこの問題をうまく処理できていません。

そうした現状を打破するために、私は信念対立の対処に特化した、「信念対立解明アプローチ」という理論を体系化しました。信念対立を克服するためには、物事を根源から考える必要があります。信念対立解明アプローチには、そのためのアイデアがギュッと詰め込まれています。信念対立解明アプローチは患者や家族をはじめ、医師、看護師など、さまざまな医療従事者が活用できることから、既存の理論や学問の上位モデルに相当します。読者の皆さんは、本書を通して、信念対立解明アプローチの活用の仕方、研究動向、理論的エッセンスが理解できると思います。

本書が少しでも、皆さんが体験する信念対立の解消に役立つようであれば幸いです。では、さっそく本題に入りましょうか。

二〇一四年一月吉日

京極　真

※本書で登場する事例はすべて、個人や組織の特定を防ぐため、大幅に加筆修正しています。

目次

第1章

信念対立よろず相談——解明アプローチはこうやって使う

本章では、今までに皆さんからいただいた種々の相談を20のカテゴリーに分け、信念対立解明アプローチの観点から解き明かしていきます。本章を読むことによって、皆さんは信念対立解明アプローチを疑似体験できるので、視野がすっと広がる体験を味わうことになるだろうと思います。それが結果として、信念対立解明アプローチの練習になると期待できます。

本章を通して、信念対立解明アプローチが少しでも役立ちそうだと思えたら、皆さんの身近な信念対立を解き明かしていきましょう。きっと今よりも、心楽しく暮らせるようになると思います。

1　方法だけでなく状況と目的も共有しておこう

■相談――32歳、看護師、回復期リハビリテーション病棟

うちの病院はチーム医療を重視していて、患者さんに対してそれぞれのチームメンバーがどう対応するかを、あれこれ話し合っています。でも、情報交換する機会があるわりには、チームメンバーの仲が良くありません。先日も理学療法士に、「看護でも、ベッドサイドで患者さんのリハビリテーションを行っていきたいから助言がほしい」と言ったら、嫌な顔をされて、「それはうちの仕事だから」と言われ断られました。こういうことが続いているので、話し合っても無駄ではないかと思いはじめています。職域を越えて連携しながら患者さんに対応するのが、チーム医療の醍醐味だと思うんですけど、変に期待しすぎているんでしょうか。

■解明

連携するために、メディカルスタッフ同士で患者さんへの対応について話し合ってもうまくコラボレーションできないときは、メディカルスタッフ間で交わされるコミュニケーションの仕方に注意を払う必要があります。信念対立は話し方ひとつで生じることがあるからです。

もし話法に問題があれば、メディカルスタッフ間のコミュニケーションはむなしく、「話せば話すほどわかり合えない」とか、「話し合うのは時間の無駄だ」というような事態を引き起こすことになります。「話せばわかる」が単純に通じるのは実際のところ稀ですから、コミュニケーションの仕方に問題を抱えている人は少なくないはずです。連携に話し合いは欠かせませんから、話し合いがうまく機能しない状態は、連携の機能不全を意味することになります。

また、話し合う必要があるのに、話し合うほどうまくいかないという状態は、職業性ストレスの増大につながると考えられます。職業性ストレスは、労働者の健康問題で二番目に多く、労働者の対応能力を超える要求によって生じると考えられています（Persechino et al. 2013）。そのなかには、人間関係のトラブルが含まれるという報告があります（Gardner & Hini 2006；Knezevic et al. 2009）。多くの人間関係のトラブルは、コミュニケーション不全によって生じます。そのため、メディカルスタッフが話せば話すほどわかり合えない状態に陥ると、職業性ストレスの増大につながると考えられます。

また、職業性ストレスが積み重なると、バーンアウト症候群にかかる危険性が増します。メディカルスタッフのバーンアウト症候群のリスクは、教員に次いで高いことがわかっています（宗像ら 1988）。バーンアウト症候群に陥ると仕事に対する意欲が著しく低下し、人間関係の希薄さや職務怠慢、職務能率の低下を招き、ひどい場合はうつ病になったり、退職してしまうこともあります。信念対立はコミュニケーション不全で生じる側面がありますから、職業性ストレスの増大に加えて、バーンアウト症候群の発生にも影響してくると考えられます。

したがって、話法の問題は単なるコミュニケーションの仕方を越えて、患者さんへの治療・ケアの質や、メディカルスタッフのメンタルヘルスの問題へと通じているといえるのです。あなたはすでに話せば話すほどわかり合えないと思っているのですから、コミュニケーションの仕方に問題がある可能性がありますので、今一度よく振り返って、より良い話法へとシフトチェンジしていくようにしましょう。

では、話せば話すほどわかり合えないと感じてしまう話法には、どのような特徴があるのでしょうか。

結論からいうと、そうした話法の特徴の一つに、「方法の価値」を表明するというものがあります（京極 2011）。たとえば、あなたは理学療法士に、「看護でも、ベッドサイドで患者さんのリハビリテーションを行っていきたいから助言がほしい」と言っていますが、これはベッドサイドのリハビリテーションを行いたいと述べていますから、方法の価値について話していると理解できます。あなたのこの発言に対して、理学療法士は嫌な顔をしながら「それはうちの仕事だから」と応答していますが、これもベッドサイドのリハビリテーションは理学療法で行うと意見表明したものであり、やはり方法の価値について語っていると言うことができます。方法の価値から始まる話法だと、話せば話すほどわかり合えないという状態に陥ります。

なぜなら、このように方法の価値から話しはじめると、他者はその意味を理解できないためです。あらゆる方法の価値は状況と目的に応じて決まるため（西條 2009：2012）、いくら特定の方法の重要性を述べても、他人にはその理由が伝わらないのです。たとえば、「患者中心の実践が重要だ」と説明されたとしましょう。このとき、「患者の生活を最も知っているのは患者自身だから、患者中心の実践が重要なのだ」と方法の価値を繰り返し説明されるよりも、「患者は近いうちに在宅復帰する状況であり、認知機能も大幅に低下していないうえに、患者も自分の暮らしについて決めることに関心があるから、このケースでは患者中心の実践が重要になると思う」というように、方法の価値に合わせて状況と目的も説明されたほうが、その意味を理解しやすいはずです。方法の価値は状況と目的に応じて決まるため、それらをセットにして示されると納得しやすいのです。

ところが、メディカルスタッフは基本的に特定の方法の専門家なので、人々（患者、家族、メディカルスタッフなど）とコミュニケーションするとき、自分が得意とする方法を活かすために、方法の価値に焦点を絞ってつい語りがちです。医師は「医」という方法の、看護師は「看護ケア」という方法の、理学療法士は「理学療法」という方法の、作業療法士は「作業療法」という方法の専門家ですから、その具体的なやり方について、状況と目的の共有をすっ飛ばして語ってしまう傾向があるのです。でも、メディカルスタッフが特定の方法の専門家であるということは、それ以外の方法については専門家でも何でもないわけです。むしろ素人以下のこともあります。その点をつい忘れて、専門家は特定の方法の価値を主張してしまいがちです。しかし、繰り返しますが、人々は自分が得意とする方法以外の方法の価値は、基本的によくわかっていません。

したがって、方法の価値を納得してもらうためには、方法に加えて、状況と目的も一緒に伝えていく必要があるのです（京極 2011）。たとえば、「○○という状況だからこの方法が使える」とか、「○○という目的を達成するためならあの方法が良さそうだと思う」というようにコミュニケーションしていくのです。方法の価値は状況と目的と合わせて伝える。このちょっとした工夫によって、他者は特定の方法が良いといえる理由を理解しやすくなるので、話が通じやすくなるのです。

もちろん、方法の価値を伝えるだけで納得される場合もあります。しかし、それはたいてい、暗黙のうちに状況と目的が共有されている場合に限られます。たとえば今回の事例でしたら、同一の病棟で同一の患者を担当している看護師同士なら、知らず知らずのうちに状況と目的が共有されており、「あの患者さんにベッドサイドでリハビリしたいよね」の一言でわかり合えるかもしれません。このように、お互いが状況と目的を暗黙裏に共有できていれば、あえて状況と目的と合わせて方法の価値を説明しなくても、話が通じる可能性もあります。

しかし、暗黙裏に状況と目的を共有できるケースはあまり期待できません。誰ひとりとして同じ人間がいないことからもわかるように、人によって認識した状況や設定した目的が異なるためです。たとえ同一の状況にいたとしても、認識された状況は人によって異なりますし、同一のチームで働いていても設定した目的はちょっとずつ違うものです（京極 2012）。日頃から綿密に情報交換できていれば大丈夫かもしれませんが、そうでなければ、暗黙のうちに状況と目的を共有できていると仮定するのはコミュニケーション不全を招くので、やめておいたほうが無難でしょう。

◉一言ポイント◉

「話し合っても無駄じゃないか」と思いはじめたら、方法に加えて状況と目的も伝えてみよ

2　一番大事なことは心楽しく生きること

■相談――55歳、看護師、内科

信念対立できるぐらいならまだマシですよ。自分たちの意志があるから信念対立するのでしょうし、信念対立するぐらい熱いほうが患者さんのためにもなりそうじゃないですか。私なんて仕事も勉強も嫌いで嫌いで仕方がなく、家族を養うためにお金が必要だから働いているだけです。本当はボーッとしているのが一番好きで、仕事なんて別にどうでもよいと思っちゃうんですよ。意見が対立することはありますけど、仕事にこだわりがあるわけでもないから、そういうときは「あぁそうですか」と言って相手に合わしちゃいます（笑）。でも、たまに心の中では「こんなんでいいのかなぁ」って思っちゃうんですよね。仕事に対してやる気がない自分に嫌気がさすというか……。仕事嫌いな看護師ってやっぱり駄目ですか。

■解明

あなたは信念対立していないと思っているようですが、「真面目に働く vs ボンヤリ生きる」という構図の信念対立に、しっかり絡めとられていますね。信念対立は強い思い込み〈疑義の余地なき確信〈認識／行為〉〉によって生じます。あなたの場合は「仕事なんて別にどうでもよいけど、ちゃんとしないといけないのかもしれない」という強い思い込みがあり、信念対立を体験しているといえるでしょう。
さて、「ＩＣＮ看護師の倫理綱領」（公益社団法人日本看護協会 2012）を読むと、看護師は患者さんのためにしっかり仕事をしましょう、といった主旨の記載がありますから、「仕事なんて別にどうでもよい」とか、「仕事に対してやる気がない」などというのは、メディカルスタッフとしての倫理にもとる行為だという話になり得ます。したがって、「あなたも専門職としての責任を自覚し、性根を入れ替えて仕事に取り組んでください。それが嫌なら他の仕事に就きましょうね」などと私が言うと思ったら、大間違いです。

メディカルスタッフのなかには、患者さんのために、患者さんの家族のために、国民の健康のために、医学や看護学などの学問の発展のために、病院や施設の収益のために、本気で一生懸命になって頑張れる人々がいます。その人たちの頑張りで救われる人もいれば、学問や社会の持続的な発展が可能になることもあります。ヘルスケア領域の倫理綱領はこぞって、こういった人々こそが良いメディカルスタッフだという内容になっていますから、大義名分のために人生を使い切るメディカルスタッフのほうが、あなたのようにグズグズしている人よりも素敵な人だ、という判断に結びつきがちです。メディカルスタッフとして生きようと考えると、確かにその判断は妥当かもしれません。

しかし私たちは、メディカルスタッフである以前に、ひとりの人間であると考えることもできます。信念対立解明アプローチにおいて、人間とは何らかの状況のもとで、さまざまな欲望に目掛けて生きる存在です（京極 2011：2012）。おそらくこの人間観は、地域、人種、世代、時代などでみても例外がないですから、信念対立解明アプローチではこの考え方を、「人間の原理」と呼んでいます。

さて、ひとりの人間であると考えるとは、人々はそれぞれの状況のもとで欲望を満たしながら生きているという前提で、人間をとらえるという意味です。欲望が目掛ける対象は、あらかじめ固定できません。仕事をしたい人もいれば、旅行に行きたい人もいます。もしかしたら、臨床中でもパチンコをしたいと思っている人がいるかもしれませんし、涙ながらに闘病生活を語る患者さんを前にしながら、夕食の献立を考えている人だっているかもしれません。欲望は自由に解放されますから、メディカルスタッフといえども、仕事に対する欲望だけでなく、趣味・余暇、休息、日課などといった、さまざまな事柄に対する欲望を持ちながら生きていると理解できるはずです。

私たちは欲望が満たされると、大なり小なり心楽しく感じます（池田 1998）。たとえば、患者さんの役に立ちたいと思っていて、実際に患者さんの救命ができたときは、他に代えがたい達成感があるはずです。あるいは、魚釣りしたいと思っていて、実際に海で大きな魚を釣れれば、この上なくうれしいはずです。またボンヤリしたいと思っていて、誰にも邪魔されることなくボーッとできたときはとても幸せだと思うことでしょう。こうした感覚は、達成感、満足感、有能感、幸福感など、いろいろな呼び方があると思われますが、ひらたくいえば、私たちは欲望をうまく満たされることによって心楽しく感じているのです。人間は何らかの状況のもとで、さまざまな欲望に目掛けて生きる存在であり（京極 2011：2012）、そこから抜け出すことはできませんから、人間にとって心楽しく感じることは、倫理綱領を守ることよりも重要であると考えることができるでしょう。

もちろん、私は反倫理を勧めているわけではありません。メディカルスタッフのための倫理綱領には、専門職の価値の発展に貢献しなさいとか、自然環境を保護しなさいとか、研究しなさいとか、いろいろと書かれています。それに従って心楽しいなら、それはとても良いことですから積極的に従えばよい、と思います。信念対立解明アプローチでも、そういう人には倫理綱領の遵守を勧めます。でも、倫理に従うのが心楽しくないなら、無理にそれに合わせる必要はないのです。すべての人間は、例外なく何らかの状況のもとで欲望に目掛けて生きていますから、倫理に従えない人がいることも前提に、考える必要があります。

しかし、心楽しいことは何でもやってよいかというと、そういうわけではありません。心楽しいことは、他人に迷惑をかけない限りにおいて認められるものであり、そうでないことは制約されます（池田 1998）。ここでいう迷惑とは、人々が何らかの状況のもとで欲望を満たしながら生きる状態を、不可避に侵害することです（池田 1998）。たとえば、殺人、強盗、窃盗、強姦、傷害などは、やった人の欲望は満たされるかもしれませんが、やられた人の欲望は不可避に満たせなくなるので、制約される対象になります。私たちは心楽しいならどんな馬鹿げた事柄にも関わる権利を持っていますが、他人に迷惑をかけるような場合は例外になるのです。

では、あなたのように、「真面目に働く vs ボンヤリ生きる」という信念対立が生じた場合はどうしたらよいのでしょうか。基本的には、他人に迷惑がかからない範囲で、あなたにとって心楽しいことを追求したらよいのです（池田 2002）。たとえば、あなたは仕事が嫌いで仕方がなく、ボーッとしているのが一番好きだと言っていますが、それで心楽しいなら「こんなんでいいのかなぁ」などと思うことなく、自信をもってボンヤリ過ごせばよいのです。むしろ、じくじく悩みながらボーッとしているのは心楽しくないでしょうから、止したほうがよいとすらいえます。なので、「仕事嫌いな看護師ってやっぱり駄目ですか」などと思うことなく、堂々とボーッとしてください。

ただし、ボーッとするのが心楽しいからといって、それで他人に迷惑をかけるようでは、やっぱり駄目です。あなたがぼんやりしていたために、患者さんがトランスファー中に転倒して骨折でもしたら、患者さんが欲望を満たしがたくなりますので認められません。また、あなたが仕事嫌いだからといって、他のメディカルスタッフに迷惑をかけるようではいけません。それによって、他のメディカルスタッフの欲望を不可避に侵害する可能性があるからです。そう考えると、あなたが心楽しく生きるためには、仕事もある程度は真面目にやらなければ駄目だ、という話に通じてきます。本当に仕事の手抜きをすると、患者さんやご家族、他のメディカルスタッフの迷惑になり、あなたも心楽しく過ごすことができなくなるからです。

すると、結局「真面目に働く vs ボンヤリ生きる」という信念対立の解明では、ボーッとする生き方を否定しているのではないかと思うかもしれませんが、そんなことありません。心楽しくボンヤリ生きる生き方を肯定するために、他人に迷惑をかけない程度に仕事しましょうと言っているのです。あなたが心楽しく生きたいように他の人も心楽しく生きたいわけで、その権利は原則等価ですから、お互いに配慮する必要がありますます。したがって、他人の迷惑にならないようにするのは、あなた自身のためでもあるのです。

◉一言ポイント◉

他人に迷惑をかけない範囲で、心楽しく生きる生き方を尊重するべし

3　権力の成立に協力をしない

■相談――40歳、理学療法士、整形外科

私の上司にあたる医師は手術の腕前が良いので、患者さんや近隣の病院からも非常に評判が高いのですが、ものすごく気分の起伏が激しくて、同じ病院の若手医師や看護師、作業療法士、理学療法士にはひどく当たり散らしてきます。この前、その先生から出されたリハビリテーションの内容にちょっと疑問があったので、確認のために質問にいったら、「あなたは私の判断に何か問題があるとでも言うのかね?!」と怒鳴り散らされました。その後、その医師が他のメディカルスタッフに、「あいつ（私のこと）は人格に問題がある。相手にするな」と言い回ったようで、職場のみんなが私を避けるようになりました。権力で押しつぶされそうで怖くて仕方ありません。先生に質問した私が悪いのでしょうか。

■解明

「腕は良いけど人柄が悪い」というメディカルスタッフって、どこにでもいますよね。「腕も人柄も悪いよりマシだ」と割り切れればよいのでしょうが、周囲の人も巻き込んで圧力をかけられているとなると、そんなことも言っていられません。自分の生活を守るためには、権力で押しつぶされそうで恐れている状態に対処する必要があります。そのためには、権力の意味と、それが成立する条件を理解することが求められます。それらがわかれば、権力をむやみに恐れることも安易に軽んじることもなく、ほどほどに受け取りながら対処できるようになるからです。

では、権力とは何でしょうか。結論からいえば、権力とは他人に強制できる力です（フロム 1966）。ここでいう強制とは、本人の意思に関係なく無理強いすることです。つまり権力とは、理不尽な要求であっても他人を服従させてしまえる力だといえます（京極 2011）。もちろん巧妙な権力は、あからさまに他人を無理矢理服従させるようなことはしません。あたかも他人が自発的に従っているかのような感覚を与えながら、他人の意思を越えて服従させるのです。

このケースでは、職場の同僚のなかには、リハビリの内容に疑問があるから指示を出した医師に質問したあなたを、「悪くない」と思っている人がいるかもしれません。ですが、上司の医師に「相手にするな」と言われたので、それに従って無視するようになったとしたら、その人と上司の医師の間で権力がしっかり機能していることになります。権力は、他人の意思を越えて要求を押し通せる力ですから、そういうことが起こってしまうのです。このとき、職場の同僚は、上司から無理に従うよう要請された感覚を持たない可能性がありますo権力の行使が巧妙であればあるほど、職場の同僚は自発的に従ったかのような感覚にとりつかれながら服従してしまうでしょう。

重要なことは、権力は必ず人間関係の中で発生するという点です。あなたの上司が権力を振り回すことができるのは、そこに人々との関係性があるからです。よくわからない場合は、上司の医師が無人島に流れ着いた状態を想像してみてください。虫や獣、植物しかいない無人島で、その医師は権力を振るえるでしょうか。顔の周囲をブンブン飛びかうハエに向かって「静かにしろ！」と言ってみたところで、どうにもならないのは火を見るより明らかです。つまり、権力は人間関係を磁場にして発生しているわけです。人と人のつながりがなければ権力を行使できない以上は、そう考えるほかありません。権力者とその周囲の人たちの関係性が、権力の発生を支えているのです（京極 2011）。

では、どういう関係性が、他人の意思を踏みにじる力を支えるのでしょうか。結論からいえば、公式あるいは非公式なかたちで人々が一部の権力者を受け入れ、従順するような関係性が、すべての権力の源になっています（シャープ 2012）。つまり、何らかのかたちで、権力者自身は「私は人々を従えることができる」「人々に命令できる」という総意が得られたと理解していること、そして人々は「あの人の言うことは聞く必要がある」「命令には従わなければならない」というように特定の人（集団）に意思決定を委託していることが、権力の発生を支えるのです。お互いが主従関係に属すると合意していなければ、個人あるいは少数の人々が多数の人々をまるで任意であるかのように服従をうながすことはできません。

あなたの場合のように、専制支配的な権力は、それに少しでも疑問を示す非権力者に対して往々にして攻撃的で排他的に振る舞うようになります（岡本 2004）。権力は人々の合意を基礎にしていますから、非権力者からの疑問は権力を支える合意に対する挑戦と受けとられてしまうからです。そのため、権力はその存続をかけて、疑問を示す非権力者の排除に向けた力動を発生させるのです。上司の医師が「あなたは私の判断に何か問題があるとでも言うのかね?!」と怒鳴り散らし、他のメディカルスタッフにあなたを無視するように仕向けたのは、まさにそうした理由からだと理解できます。

このとき、周囲のメディカルスタッフたちからの援護射撃は、なかなか期待できません。権力を持っている人の命令に素直に服従する人々のなかには、権力へ服従すること自体に喜びを見いだしていたり、立場が上の人の言うことには従うべきであると思っていたり、自分もいずれは権力を持って他人を服従させたいと願っていたりすることがあるためです（アドルノ 1998）。権力者に隷属しているメディカルスタッフは、自身の良心から上司の医師の命令に従ってあなたを無視しているのではなく、自分よりパワーがあると感じられる人間だから従っているのです。ですから、内心では、疑問があるから質問をしたあなたのことを悪くないと思っていても、権力に逆らって援護射撃してくれることはあまり期待できません。

こんなことを言うと、ますます権力に押しつぶされそうで怖くなるかもしれません。でも、権力の意味とその成立条件がわかれば、過剰に恐れることも過度に軽んじることもなく、粛粛と対処できる可能性が確保されます。というのも、権力の成立が支配の合意によっているならば、支配の合意を解けば権力の成立も解くことができる、とわかるからです（シャープ 2012：京極 2011）。単純にいえば、少なくともあなた自身は、「上司の医師は偉い人だ」とか「権力がある人だ」と思わないようにすればよいでしょう。あなたが恐れる権力の成立には、あなたの協力が必要なのですから、少なくとも自身が荷担しないようにするわけです。権力は両者の合意がなければ成立しませんから、あなたがそれに荷担しなくなるだけで権力の片翼が失われることになります。

もちろん、上司の医師の権力は、あなただけでなく他のメディカルスタッフ、患者、家族も支えていますから、あなたが「偉くも何でもない」と思ったとしても、その影響力が大幅にダウンすることはないかもしれません。しかし、心の中で「たいしたことないなぁ」と思っていると、怒鳴られても、徒党を組まれても、権力につぶされそうとか、怖くて仕方がないなどのように、過度に恐れている状態には陥りにくくなると期待できます。わかりにくければ、上司の医師を知らない人々は、あなたが思うほどその人を恐れるか、と考えてみてください。まぁ外見がヤクザみたいなら怖いでしょうけれど、権力で押しつぶされそうで怖くて仕方がない、とまでは思わないはずです。「心の中で『たいしたことない』と思うだけで気持ちが楽になるなら苦労はない」と思うかもしれませんが、自分に危害を加える相手にさらなる権力を与えて怯えていても埒《らち》が明きません。満点の空から見れば、上司の医師もただの人間ですよ。

◉一言ポイント◉

権力者と信念対立したときはまず、権力の成立に自分自身が荷担しないようにせよ

4　慣例は妥当性の根拠にならない

■相談――38歳、医師、精神科

新しい病院に勤務医として働き始めたのですが、看護師の患者さんへの対応の悪さが気になっています。認知症の患者さんが看護師に「家に電話をしたい」と繰り返し訴えていたのですが、「駄目、駄目!

何回言ったらわかるの！」と一蹴したり、「もう面倒くさい。先生が処方したお薬が効いてないんじゃないですか？」と言ってきたりして、患者さんの訴えに寄り添う素振りがぜんぜんありません。たまりかねて師長に、「患者さんの気持ちにもっと配慮したほうがいいんじゃないですか」と言ったら、「そう言われてもねぇ。うちは前からこうやって対応してきましたから。これがうちのやり方なんですよ、先生」と軽くいなされました。そう言われると言葉に詰まってしまい、それ以上は何も言えませんでした。

■解明

「うちでは以前からこうだった」「これがうちのやり方だ」と言うのは、相手の発言を封じ込めるときにも、現状を追認させるときにも、非常に便利なマジックワードです。以前、大きな話題になりましたが、乙武洋匡さんが車いすだからという理由で入店拒否されたときも、店長から「これがうちのスタイルなんでね」というフレーズが放たれたとのことでした（Rocket News24 2013）。乙武さんはその体験を「屈辱」「人としての尊厳を傷つけられるような思い」と表現しましたが、こうしたマジックワードには、暗に「（だから従いなさい）」という強い意味が込められています。人によっては、自分の存在まるごと全否定されたかのように感じてしまうこともあるでしょう。だから、あなたが何も言えなくなったのは、仕方がないのかもしれません。

では「以前からやってきたことは変更したくない」という感度は、なぜ成立するのでしょうか。普通これらは、習慣、慣例、しきたり、習わしなどと呼ばれると思いますが、それらが成立する背景には、他者承認、成功体験、失敗体験などがあると考えられます（京極 2011）。慣例は繰り返し行われてきたやり方ですが、人々がもっともなことだと判断している（他者承認）、そのやり方でこれまでずっとうまくいっていた（成功体験）、逆に別のやり方で失敗したからそのやり方に固執するようになった（失敗体験）、といった条件がないと、やり続ける動機がなくなると考えられます。つまり慣例の成立根拠は、長い間にわたって人々に受け入れられており、成功体験と失敗体験によって支えられているものの、それ以外の特権的根拠は特にない、ということになります。

あなたの場合ですと、看護師は患者さんの訴えに寄り添わなくても他人からとがめられる経験があまりなく（他者承認）、たとえ注意されたことがあったとしても（失敗体験）、患者さんからの拒否や体調悪化といった明確な結果（失敗体験）に結びつかず、それなりにやってこれた（成功体験）という経緯が、患者さんに配慮しない関わりの習慣化の成立に寄与していると理解できるのではないでしょうか。患者さんへのつっけんどんな対応がもっと明確な失敗体験として経験されていれば、その反動で配慮はするけども過度な遠慮はしない関わりへと適切に変わっていたかもしれませんが、その看護師は、自らの関わりで大きく失敗体験していないと判断しているのかもしれません。

だからといって、慣例は実践の妥当性の根拠にはなりません。これまでやってきたことは、もしかしたらずっと間違っていたという可能性があるからです。たとえば褥瘡は、昔は乾燥させたほうが良いといわれていました。だから、しばらくの間は、褥瘡を乾燥させる治療法が普及していました。しかし現在では逆に、適度な湿潤環境が治癒を促進すると考えられています。もし慣例が実践の妥当性の根拠になるならば、以前からずっと行われてきた実践が、新しい知見の蓄積とともに変わることはないはずです。実践の習慣化自体が次の実践の妥当性を保証するからです。しかし、以前からやっているという理由は、もしかしたらずっと間違ってきた可能性も同時に含むわけです。したがって、「これがうちのやり方なんですよ」と言われたら、ニッコリと笑って「では、あなたはずっと間違ったこととしてきたのかもしれませんね。今が変わるチャンスかも」と言ってあげるとよいかもしれません。

え？「そんなことは言えないです」って？

そう思った人は、状況と目的を確認したり、伝えたりながら、より良い方法を提案するようにしましょう（本章の項目「1」を参照）。あなたは師長に、「患者さんの気持ちにもっと配慮したほうがいいんじゃないですか？」と言ったところ、「前からこうやって対応してきましたから。これがうちのやり方なんですよ」と言われて絶句しましたが、その際に状況と目的にもスポットを当てながら、患者さんへの配慮ある関わりを具体的に求めるようにするのです。具体的にいうと、「患者さんは不快刺激を受けると訴えがひどくなるから、快刺激を提供して状態の安定を図るために電話したい理由を優しく聞くようにしてみてください。そのほうが結果的に看護の負担も減ると思います」などのように、状況・目的と一緒に方法を伝えるとよいでしょう。そうすると、言われたほうも対応を変えなくてはいけない理由がわかるので、協力が得られやすくなる可能性が出てくるでしょう。

ただし、看護師が疲れ切った表情で、「これがうちのやり方なんですよ」などと言っているような場合は、看護業務を通して情緒が過度に消耗していき脱人格化が生じてしまった可能性、すなわちバーンアウト症候群（久保 2004）を考慮する必要があるでしょう。バーンアウト症候群は、相手の気持ちに寄り添って言動を承認し、個人的な込み入った問題に対処していく職種で生じやすく、教員の次にメディカルスタッフの発生率が高く、特に看護師のバーンアウト率が大きいです（本章の項目「1」を参照）。私はバーンアウト症候群の要因のひとつに、信念対立があると考えています。バーンアウト症候群によって脱人格化すると、患者さんに対して非人間的な対応を行うようになります（宗像ら 1988）。具体的には、患者さんの人格を無視したり、「面倒な患者」などのステレオタイプなレッテルを貼ったり、患者さんとの関わりを避けるようになったりします。患者さんの訴えを一蹴する看護師は、もしかしたらバーンアウト症候群に陥っている可能性もあります。

バーンアウト症候群の予防には、「突き放した関心」と呼ばれる態度を身につけるとよい、という議論があります（Lief & Fox 1963）。突き放した関心とは、メディカルスタッフ自身と職務上の役割を明確に分けることです。そのため私は、メディカルスタッフが置かれている状況のなかで達成すべき目的を明確に意識するとよい、と考えています。状況と目的を見定めて目的の達成のために必要な実践を行う、と明確に意識しておけば、患者さんに共感しながらも一定の距離を保って関わることができるからです。

他方、すでにバーンアウト症候群に陥ってしまった場合はどうしたらよいのでしょうか。バーンアウト症候群の回復モデルでは、①問題を認める、②仕事から距離をとる、③健康を回復する、④価値観を問い直す、⑤働きの場を探す、⑥断ち切り変化する、という6段階があると述べられています（Bernier 1998）。①は、単なる疲労から意欲が減退しているのではなく、バーンアウト症候群という心理的問題からもたらされていると自覚することです。②は、仕事とプライベートを区別して、仕事から心理的距離をとったり、休職によって職場から物理的距離をとることです。③は、心身ともにリラックスし、心と身体の調子を戻していくことです。④は、仕事のほうに偏った価値観を内省し、生活バランスを見直していくことです。⑤は、価値観の問い直しによって見いだされた、新しい価値観に適した新しい仕事を求めることです。⑥は、新しい職場で、新しいライフスタイルへと変化していくことです。つまり、すでにバーンアウト症候群に陥っている場合は、そのことを認めて仕事への関わり方を見直し、心と体に適した新しいキャリアを展開していくと、回復していく可能性が確保されると期待できるのです。なお、③の健康を回復するにあたっては、本章の項目「10」に記載したマインドフルネスが役立つと思われますので、併せて読んでみてください。

◉一言ポイント◉
慣例は実践の妥当性の根拠にならないから、それにとらわれることなく、状況と目的を確認したり伝えたりしながら、より良い実践を目指すべし

5　達成したい目標を細分化する

■相談——31歳、医師、麻酔科

外科医と内科医は、医者の世界の中でもものすごく権力があって、緩和ケア医や麻酔科医、精神科医が患者さんの診断や治療のことで意見しても、まったく聞く耳を持ってくれないことがあります。先輩たちは、それとなく意見を伝えたり、師長さん経由でこちらの意図が伝わるように工夫したりしていますが、外科医や内科医の臨床判断には影響していませんね。そのたびに先輩たちが、「向こうはこっちの見解を問題にもしないよね」とか、「見えないけどすごい厚い壁がある」などとぼやいている姿を見ると、何かアクションを起こすだけエネルギーの無駄遣いのように感じてしまうんです。実際に以前、私もいろいろやってみたんですけど、やっぱり駄目でしたし……。だから今では、私は外科医や内科医に意見することはほとんどありません。やるだけ無駄ですもん。

■解明

いくら意見しても取り合ってもらえない出来事を体験し続けると、いろいろ工夫しながら頑張れば意見が通るかもしれない、と考えることすらできなくなることがあります。これは、その人が怠慢だから生じたわけではなく、長期にわたる失敗体験を見聞してきた状態を通して、「何をしても意味がない」と学んできた結果であろうと思われます。

この現象は「学習性無力感」と呼ばれています。学習性無力感は、コントロール不可能な電気ショックを与えられ続けた犬が、コントロール可能な状況に置かれても、電気ショックから逃避する行動を示さなかった結果を通して提起されました（ピーターソンら 2000）。この実験結果は、人間の無気力の形成の理解に応用されるようになりました。人間が学習性無力感に陥ると、状況の改善に向けて努力することなくあきらめたり、努力しても無駄だと思い込んでいるために、本来なら達成できる目標に向けた努力もできなくなったりします（ピーターソンら 2000）。その結果、さらにストレスがたまって無気力がより強くなるという、悪循環のループに陥っていくと考えられます。

もちろん、単に学習性無力感といっても、人によって発生の具体的過程は異なります。たとえば、就職活動に失敗し続けた結果として労働に対する意欲を失う人もいれば、終末期の患者さんに対して懸命に治療しても死んでいく現実から、終末期医療に対する意欲を失うメディカルスタッフもいます。あなたの場合は、先輩たちがいろいろ苦労しながら外科医や内科医と連携しようと努力しているにもかかわらず、努力がいっこうに報われない体験を繰り返しているうちに、だんだんやる気が減っていったと理解することができるでしょう。このように、学習性無力感に陥る具体的過程は、人によって異なるのです。

では、どうしたら学習性無力感から脱することができるのでしょうか。私の理解では、あなたの場合、元々は意識的、無意識的に「医師は診断や治療について意見交換したほうがよい」とか、「科の違いに関係なく対等に扱ってほしい」などと思っていたのですが、意見しても意に介さない対応を取られ続けたためにストレスが蓄積していき、やる気が減退していったのではないかと思われます。つまり、自分の期待とは異なる結果によって生じる信念対立の蓄積が、努力しても期待に反する結果しか得られないという思い込みにつながって、努力は実らないという学習が促進されたのではないか、と。

仮にそうだとして、「医師は診断や治療について意見交換したほうがよい」や、「科の違いに関係なくまともに扱ってほしい」といった意識的、無意識的な気持ちは、現代医療はチーム医療に欠かせないことや、人間性はお互いに承認し合うことを基礎にしているという人間の原理（京極 2011）からも、おそらく妥当だと思われます。したがって、そうした気持ちになること自体は、医療と人間の基本的なあり方から考えると、間違っているとは言いがたいだろうと思います。患者さんのためにも、メディカルスタッフ同士がお互いに協力し合っていくことは重要ですし、ひとりの人間として考えても、属性（この場合は科）によって差別されることは妥当とは言いがたいからです。

以上を前提にしたうえであなたができることは、状況を踏まえたうえで達成したいことを細分化して、段階づけることだろうと思います。現状では、外科医や内科医に意見を聞いてもらうために、それとなく意見を伝えたり、師長さんに協力してもらったりしていますが、それがなかなか奏効しないからだんだん失敗体験が積み重なって無気力な状態に陥っています。そうなるのは、あなたが設定している目標が、意見を聞いてもらうというところに焦点化しているため、その目標が達成されたかどうかは「意見を聞いてもらえた／意見を聞いてもらえなかった」という信念対立構造を備えた基準で測られることになり、意見を聞いてもらえなかったら即失敗という判断につながってしまうからではないかと思われます。つまり、目標が大きく一つあるだけなので、それがうまくいかなかったときに意義を見いだしにくく、学習性無力感が促進されてしまう構図にあるのです。

この構図を回避し、信念対立の結果として陥った学習性無力感から脱するためには、状況を踏まえたうえで目的を細分化する必要があります。状況を踏まえるにはまず、良くも悪くも今起こっている出来事を価値判断することなく、感じるままに受けとめる必要があります。学習性無力感に陥っていると、今生じている出来事を最初からネガティブに価値判断してとらえてしまいがちです。たとえば、主治医と意見交換したほうがいいと思ったと同時に、「どうせやっても無駄だ」という価値判断が入り込んでしまうのです。そうすると、悪い側面しか見えなくなりますから、うまくいくこともいかなくなります。だから、そうした価値判断はいったん保留にして、良くも悪くも現実に起こっている出来事をありのままに感じるようにしていく必要があります。それによって、可能な限り出来事をネガティブな価値判断で歪めることなく、今まさに起こっていることを基盤にしながら目標の細分化ができるようになるでしょう。

目標の細分化は、目標を分割していけばできます。たとえば、外科医や内科医に意見を聞いてもらうという大きな目標は、「診断や治療で意見交換する必要があると気づくことができる」「気づいた内容を伝えるために言語化することができる」「言語化した内容を誰にどう伝えるか検討することができる」「伝える相手に声をかけることができる」などの、小さな目標に分解することができるでしょう。目標は、分解すればするほどハードルが下がっていくので、達成が容易になっていきます。達成が困難な大きな目標でも、細かい目標に着目するととても簡単に達成できるものです。やる気が出ないときは目標に優先順位をつけることもできないことがありますから、まずは大きな目標を細かくかみ砕いて、小さな目標をいくつも設定していくようにしましょう。

そのうえで、細分化した目標が達成できたら、素直に「よくできた」と自分をポジティブに評価するようにしましょう。学習性無力感は失敗体験の積み重ねで生じますから、小さな成功体験の積み重ねでやる気を高めていくようにするのです。小さな目標を達成したら、「この程度しかできない」と自分を卑下するのではなく、「よし！　目標を一つクリアできた」と考えるようにしてください。焦らず一つひとつコツコツと。それが、信念対立の結果として陥った学習性無力感から脱するために必要な戦術です。

◉一言ポイント◉

やる気が出ないときは、達成したい目標を細分化せよ

6　構造的ピットフォールを探せ

■相談――41歳、理学療法士、リハビリテーション科

当院では、10年ぐらい前にリハビリテーション科を開設したんですけど、メディカルスタッフからいまだにしっかり認知されていません。他の病院では、患者さんの退院や転院の情報は前もって送られてくると聞いているんですが、うちの病院では、退院や転院してから情報が回ってきたり、ひどいときにはこちらから聞きにいくまで教えてもらえません。患者さんにも申し訳ないですし、何ともいえない不全感がいっぱいです。リハビリテーション科のスタッフは十数名いるので、皆で協力し合って病院の暑気払いや忘年会、新年会にも顔を出しているし、広報活動の一環でリハビリテーションのパンフレットを作成したりしているんですが……。これまでどおり、地道に活動していくしかないんでしょうか。

■解明

長年にわたる努力にもかかわらず、病院内でしっかり認知されないという問題が示されるときには、人々に無意識的な集団的バイアスがかかっている可能性を考える必要があります（内田 2010）。いろいろな人が何年も努力してきたのに、それでもなお目的が達成できないようなケースでは、従来のやり方は「集合的無意

識」（ユング 1999）によって構造的ピットフォールに落ちていると考えないと、みんなで頑張っているのに努力が報われない状態がいつまでも続くためです。

もちろん、ここに至るまでに皆がそれぞれの観点から考えながら、さまざまな方法を試してきたことでしょう。もしかしたら、これまでリハビリテーション科に関わったメディカルスタッフたちは、「私たちはこれまで、やれることはすべてやってきたのだ」とすら思っているかもしれません。

ですが、誰に指揮されたわけでもないのに、リハビリテーション科全体が長年にわたって同じ問題を解けなかったわけです。こうした問題では、個人に還元できない集団に共通する無意識によって、問題が再生産され続けているという仮説のもとで対処の仕方を考えていかないと、今後もずっと同型の問題に足を取られ続けると思われます。個々人の意識的な取り組みだけでは問題の対処に失敗し続けてきたわけですから、個々人の意識で統制しがたい共通の無意識に着目する必要があるのです。皆がそれぞれ考えているつもりでも、実は同じように考えて同じように失敗する対処法を選んでいる、そういう状態にあるのです。

しかもこの場合、集団に共通の無意識は問題の再生産へと通じているわけですから、集合的無意識には何らかのバイアスがかかっていると考える必要があります。集合的無意識にバイアスがかかると、人々が足並みをそろえようと相談し合ったわけでもないし、強力なリーダーがいてその人が指示しているわけでもないのに、なぜか全体として判断を間違えて失敗を繰り返してしまうことになります。その集団に属する人は、無意識的に言動の方向性を規定されますから、自分たちの判断がどこでどう間違えて対処に失敗し続けて問題を再生産しているかを、通常自覚できません。本人たちは嘘偽りなくしっかり考えて行動しているのですが、所属する集団に共通する集合的無意識のバイアスに影響された振る舞いになっているのです。集合的無意識のバイアスとは、そのようにして私たちの言動を歪んだかたちで統制することがあります。

集合的無意識は無意識の一種ですから、それを意識化するのは容易ではありません。集合的無意識の意識化（という言い方自体が矛盾していますが）のためには、自分自身の世界観の根底にある、あらかじめ与えられた前提にまで洞察を潜り込ませて、そのなかから人々に共通しているであろう暗黙の前提をすくい取っていく必要があります。それはたとえば、「なぜかわからないけど、ずっと努力しているのにリハビリテーション科が病院内で認知されない」ならば、認知されないという問題とそれへの対処を導くときに、私たちが暗黙のうちに依拠している前提をすくいだすような営みになってきます。賢明な読者なら、こんな難しいことができるくらいなら、病院内でリハビリテーション科を認知してもらうことぐらい簡単にできているよ、と思うかもしれません。かく言う私もそう思います。

そこで、ここではもっとハードルを下げた方法をお伝えします。まず、長年にわたって克服できない問題があるときは、自分たちの意識を越えたところで共通の暗黙の前提があって、それが判断を誤らせている可能性がある、とだけ気づくようにしてください。つまり、そうした場合はまず、自分たちが問題をとらえて解決に向けて努力している営みはもしかしたら根源的なところでとらえ違いしているのかもしれないと、思い巡らせることだけはしてみるのです。この気づきがあれば、集合的無意識の意識化という営みの深みにはまることなく、「これまでどおりに地道に活動していく」というように問題の再生産に向けた取り組みに大半のリソースを注ぎ込んでしまう事態を、さしあたり避ける可能性を確保できるはずです。

次に、問題が再生産される共通のパターンを具体的に把握していくようにします（京極 2012）。たとえば、リハビリテーション科のメディカルスタッフたちが皆で協力して、院内の納涼会、忘年会、新年会に参加したり、広報活動したりしている様子を思い出し、どういうプロセスを経てそうした取り組みが奏効しない結果へと展開していくかを整理していくのです。つまり、問題が偽解決され、次の問題の（再）生産へと連鎖していく過程を把握していくようにするわけです。すると、もしかしたら「リハビリテーション科の認知度が低い↓認知度向上のために納涼会へ参加する↓他科のメディカルスタッフと酒を飲みながら談笑する↓談笑の内容は他科の話や噂話が中心である↓酒が入っているから大事な話をしても忘れてしまう↓納涼会後もリハビリテーション科の認知度が向上しない↓納涼会へ参加する……」という悪循環や、「リハビリテーション科の認知度が低い↓広報活動を行う↓他科のメディカルスタッフの関心を向けさせることができない↓広報した内容が記憶に残らない↓広報活動後もリハビリテーション科の認知度が向上しない↓広報活動を行う……」という悪循環が生じていると、明らかになるかもしれません。

問題が再生産される共通パターンが明らかになれば、悪循環のプロセスのどこを変えれば良循環へとシフトチェンジしていくかを検討していきます。納涼会の例でいえば、リハビリテーション科のメディカルスタッフは、他科の話や噂話に終始しすぎることなく、もっと自分たちの仕事（作業療法、理学療法、言語聴覚療法など）の話を納涼会の雰囲気を壊さない程度に楽しく話題に織り交ぜていく、あるいは、酒席以外にも他科のメディカルスタッフたちと交流できる機会を設けるようにする、などの工夫が役立つかもしれません。つまり、長い間にわたって同型の問題を解決できないときは、悪循環を発生させる共通のパターンを押さえておき、そのパターンを変えるように努力していくのです。パターンの内側でいくら創意工夫しても同型の問題が再生産されますが、パターンごと崩していけば異なる展開に通じる可能性を確保できるからです。

◉一言ポイント◉

同型の問題を繰り返すときは、悪循環に陥るパターンを探し出し、良循環が発生するように悪循環のパターンにはないやり方を試みるべし

7 あきらめる前に自分のオッツムを疑え

■相談――37歳、医師、内科

京極先生は、信念対立解明アプローチの理論はあらゆる信念対立を解消できる可能性を確保しているって言いますけど、実際のところ、どうやっても解消できない信念対立ってありますよ。職場にものすごく態度の悪い看護師がいるんですけど、何度注意しても全然態度を改めないんです。私が言っても、師長が言っても駄目で、どうにもならない。こっちも最初は冷静に注意するけど、何度言っても駄目だとイライラするし、ただでさえ人手不足で忙しいのにやってられないと思ってしまう。どんなに努力しても解消できない信念対立があるんですよ。そういう信念対立に出会ったらどうすればいいですか。

■解明

最初に言っておきますと、解明できない信念対立は、原理的に考えるとおそらくありません。どんな信念対立でも原理上は解けます。大見得を切っていると思われるかもしれませんが、実際に解けるかどうかは人々のコンディションに左右されるものの、信念対立解明アプローチにおいて原理上は、どんな信念対立でも解き明かせる可能性が確保されています。

ここでいう原理（あるいは原理的、原理上）とは、特定の関心のもとで論理的に考えていけば、誰でも共通了解できる可能性が確保された理路です（京極 2011）。つまり原理は、設定された問題を解くためにはこのように考えるほかはないはずだ、という非常に強力な考え方の道筋を示しているのです。原理的あるいは原理上は解けるとは、理屈のうえではどんな信念対立でも解消できる理路がある、という意味です。

では、信念対立解明アプローチはどういう理路によって、あらゆる信念対立を解き明かせる可能性を確保しているのでしょうか。詳細は第3章で述べるので、ここではそのアウトラインを論じます。

信念対立とは、疑義の余地なき確信（認識／行為）が通用しないときに生じる確執です（京極 2011）。たとえば、あなたの場合は、「すごく態度の悪い看護師」に何度も注意をしていますね。その背景で、あなたは「態度の悪い看護師は駄目だ」と疑うことなく思い込んでいると推測でき、それが疑義の余地なき確信（認識／行為）と呼ばれるものにあたります。次に、態度がすごく悪い看護師に注意をしています。ここで看護師がしおらしく反省して態度を改めてくれればよかったのですが、実際にはあなたから注意を受けても意に介さず、態度を改める気配がなかったわけです。このとき、あなたの「態度の悪い看護師は駄目だ」という疑義の余地なき確信は、うまく通じないという事態に直面したことになります。その結果、あなたはイライラしたり、投げやりな気分になったりしたわけです。信念対立はこうした事態を指しています。

どんな信念対立も原理的には解ける可能性がある理由は、信念対立の成立の仕方にあります（京極 2011）。信念対立は、自分にとって当たり前の考え方、感じ方、捉え方、やり方が、適切なこととして受け入れられないときに生じる問題です。最近の複数の研究から、信念対立は、怒り、恐怖、葛藤、不安、苦悩、失望、罪悪感、無力、孤独、不満などの、ネガティブな感情として経験されることが明らかになっています（第2章参照）。つまりこの問題は、ネガティブな感情として体験されているわけです。ネガティブな感情体験に焦点化すると、いろいろな人の仄暗《ほのぐら》い気持ちが立ちこめており、どうにもならないのではないかと思ってしまいがちです。しかし、信念対立の成立の仕方にまで視野を繰り上げると、信念対立には、自分にとっての当たり前を他人に対しても適用しようとしてうまくいかないときに生じている、というシンプルな基本構造があることに気づくはずです。つまり、信念対立の成立は、自分にとって疑いようがない認識／行為を暗黙のうちに過度に一般化する、という仕方によって支えられているわけです。これはすべての信念対立に共通する基本構造です。

この基本構造から、あらゆる信念対立は、①人によって認識／行為は異なるものであり、②疑いの余地がない認識／行為はない、と自覚できれば解き明かせる、という理路を導くことができます（京極 2011）。信念対立は自分の認識／行為が通用しないときに抱く疑念がトリガーになって生じますが、認識／行為は人によって異なり、絶対に正しい認識／行為はないと自覚していれば、自分の認識／行為が他人に適切な認識／行為として受け入れられなくても疑念を持つことはありません。この二点を自覚していれば、自分と他人で考え方、感じ方、捉え方、やり方が異なったとしても、人によって違うからそれらが異なること自体は仕方がないし、どれが正しいということもないという理解になるため、自分の思いが通じないからといって「何でわからないんだ！」と思いようがそもそもないのです。ともあれ、あらゆる信念対立に共通する構造は、人によって認識／行為は異なるものであり、疑いの余地がない認識／行為はないという自覚によって反転できるため、ここから原理上はどんな信念対立でも必ず解けるという結論を導けるわけです。

なお信念対立解明アプローチでは、人によって認識／行為は異なるものであり、疑いの余地がない認識／行為はない、という解明の条件に加えて、もう一つ別の条件を用意しています。わかりやすく言えば、それは、人々の間で状況と目的と方法を共有しながらより妥当な実践を目掛ける、というものになります（京極 2011）。これは、信念対立の基本構造をいったん反転させて解いたうえで、そこからさらに人々が協力し合いながら建設的にコラボレーションしていくために導出されました。信念対立は、人によって異なるとか、すべては疑えるという視点から解けるものの、それのみでは妥当な実践を判断できなくなってしまい何でもありの状態に陥ってしまいます。だから、そうならないようにするために、人々の間で状況と目的と方法を共有しながらより妥当な実践を目掛ける、という条件を満たすようにしているのです。

さて、先ほど私は、原理上はどんな信念対立でも解けると述べました。繰り返しますが、原理上とは、特定の観点から論理的に考えていけば解ける可能性が確保される、という話です。理屈のうえでは解けない信念対立はおそらくないのですが、実際にはどうやっても解けないと思わざるを得ない信念対立に遭遇することもあります。

その理由のひとつに、信念対立はネガティブな感情体験をもたらすため、それが当事者に認知的負荷を課して知的リソースを食いつぶしてしまい、信念対立を解明しようとしても適切にできなくなってしまう可能性が考えられます。認知的負荷にはいろいろな議論がありますが、人間には一定の処理能力しかなく、課題がそれを越えると対処できなくなる、という考え方です（Plass et al. 2010）。つまり信念対立は、怒り、恐怖、葛藤、不安、苦悩、失望、罪悪感、無力、孤独、不満などのネガティブな感情体験を生み出しますから、それが処理能力をオーバーフローしてしまい、原理上はあらゆる信念対立を解明できるのに実際にはできないという事態を引き起こすと考えられるのです。認知的負荷によって処理能力がオーバーフローすると、特に困難な問題に対する対処が難しくなるはずです。そうした問題は、さらなる認知的負荷をかけるからです。つまり、激しい信念対立ほど、なかなか解けないわけです。

したがって、「この信念対立はどんなに努力しても解明できない」と思ったのなら、信念対立によってあなたの解明力が機能不全に陥っていないかと、いったん考えるようにしてください。そして、もしあなたの気持ちが、怒り、恐怖、葛藤、不安、苦悩、失望、罪悪感、無力、孤独、不満などのネガティブな情動に覆われているようでしたら、信念対立の解明をあきらめる前に、気分を落ちつけるようにしましょう。特に、信念対立が激しいほど処理能力のオーバーフローによって解明できず、さらに信念対立が激化するという悪循環に陥ると考えられますから、「この信念対立は解明できない」と強く思えば思うほど、気持ちの整理から行うようにしてください。まずは知的リソースの確保から始めましょう。

◉一言ポイント◉

「どんなに努力しても解消できない信念対立がある」と思ったら、知的リソースを確保するために、気持ちの整理から始めよ

8　方法の有効性は状況と問題に応じて事後的に決まる

■相談――42歳、臨床心理士、精神科

一時期、患者中心の医療が流行りましたけど、「先生にお任せします」という患者さんは必ずいますから、やっぱり、パターナリズムとインフォームド・コンセントの中間にある「シェアード・ディシジョン・メイキング（Shared Decision Making：SDM）」が絶対に良いですよ。SDMなら患者さんはメディカルスタッフから医療情報を提供してもらい、メディカルスタッフは患者さんから自身の価値観を積極的に教えてもらえるので、患者さんとメディカルスタッフが情報を共有したうえで、最善の治療を選択することができます。要するに、SDMでは患者さんとメディカルスタッフが共同で意思決定していくわけです。患者さんとメディカルスタッフ間の認識はズレているものですし、患者さんの理解度を確かめながら話し合っていく必要があるので、その点でもSDMは非常に優れていると思います。

■解明

メディカルスタッフは方法の専門家なので、優れた方法に出会うとそれに傾倒してしまいがちです。方法とは問題を解決するための手段ですから、優れた方法かどうかは、問題を解決できたかどうかによって決まります（西條 2012）。ということは、パターナリズムで問題を解決できた人はパターナリズムの優位点を見いだし、インフォームド・コンセントで問題を解決できた人はインフォームドコンセントの優位点を見いだし、シェアード・ディシジョン・メイキングで問題を解決できた人はシェアード・ディシジョン・メイキングの優位点を見いだす、ということが起こり得ます。つまり、どの方法で問題を解決できたかによって、方法に対する価値判断が変わってくる可能性があるのです。

方法によって問題を解決するためには、問題と方法がしっかりリンクしている必要があります。たとえば、アルコール依存症の患者さんが病棟で酒盛りしたとしましょう。おそらく、メディカルスタッフの多くは治療の妨げになるという理由で、患者さんから酒を没収すると思います。その場合、メディカルスタッフは患者さんの「酒を飲みたい」という自由意思を、強制的に踏みにじっていることになります。しかし、問題と方法がしっかりリンクしているために、病棟で酒盛りするという問題の解決には結びつくでしょうから、「悪しきパターナリズムだ」という批判は受けることもないでしょう。

問題を解決するためには、問題と方法がしっかりリンクしている以外に、状況をしっかり考慮できている必要があります（西條 2012）。たとえば、患者さんの感情調整困難という問題を解決するためには、弁証法的行動療法やアクセプタンス＆コミットメント・セラピーなどといった方法ががっちりリンクしていますが、その方法に熟達したメディカルスタッフがいない、マンパワーが不足しているなどの状況だと、うまく機能しません。あるいは、患者さんの日々の暮らしに関する問題を解決するためには作業療法が最も適した方法になりますが、やはり作業療法を実施できるメディカルスタッフがいなかったり、日々の暮らしよりも身体機能の問題を解決するよう求められる状況だったりすると、作業療法という方法はなかなかうまく機能しません。つまり、方法は状況と問題を踏まえたうえで実行していく必要があるわけです。

もちろん、状況と問題を踏まえたうえで方法を選択すれば、必ず問題解決できるというわけではありません。たとえば、抑うつ状態にある患者さんの自殺防止のために、自宅から通える病院で外来のカウンセリングを受けてもらったとしても、患者さんが自殺しない可能性はゼロではありませんよね。通院でカウンセリングを受けるという方法が状況と問題を考慮したうえで選択されたとしても、それが奏効するかどうかは後になってみないとわからないのです（京極 2012）。実践は、状況と問題に照らして方法を実行しないと必ず失敗するものの、状況と目的を考慮したうえで方法を実行しても、必ず問題解決できるわけではありません（京極 2012）。方法の有効性は、状況と問題に照らし合わせたうえで事後的に決まるのです（京極 2012）。これはすべての実践に妥当する原理です。

ここまで議論すれば、シェアード・ディシジョン・メイキング（ＳＤＭ）が、パターナリズムやインフォームド・コンセントに比べて非常に優れているとあらかじめ決めつけることはできない、という主張を理解できると思います。臨床判断の方法として、パターナリズム、インフォームド・コンセント、ＳＤＭのいずれが優れているのかは状況と問題に応じて規定されるものですし、最終的には実際にやってみないとわからないわけですから、当然そういう話になります。

たとえば、ＳＤＭという方法は、患者さんが情報を理解でき、相談しながらチーム医療のメンバーとして意思決定に参加できる状況であり、患者さんと一緒に治療法を決定する必要があるような問題（たとえば、慢性疾患の治療）に取り組んでいるときに、うまく機能する可能性が高いでしょう（もちろん機能したかどうかは事後的に決まります）。他方、重度の認知症で治療法の決定に共に取り組めない患者さんや、頭部外傷で救急外来に運ばれてきたような患者さんなどの場合は、患者さんとメディカルスタッフが情報を共有しながら治療法を共同決定していくことができませんから、ＳＤＭよりもパターナリズムのほうがうまく機能する可能性が高くなるはずです。もちろん、重度の認知症の患者さんでも、作業選択意思決定支援ソフト（Aid for Decision-making in Occupation Choice：ADOC）（Tomori et al. 2012; 2013）などのツールを使えば、ＳＤＭができることもありますから、必ずしもそうしたケースでパターナリズムが有効に機能するかどうかはわかりません。実際にやってみたら思っていたよりもうまくいくことがあったり、逆に当初の目論見から外れてうまくいかないことがあったりするのが、実践の特徴だからです。

以上、論じてきたように、すべての実践は状況と目的に応じて方法を実行し事後的に有効性が確定する、という構造を備えています。そうすると「実践は博打みたいなもんですね」と皮肉を言いたくなる人がいるかもしれません。突き詰めればそのとおりなのですが、私たちは患者さんの生命と生活を扱いますから、実践が完全な博打になると困りますよね。そこで、ちょっとでも博打に勝てるようにする方法が、エビデンスに基づいた実践（Evidence-based practice：EBP）です。エビデンスに基づいた実践とは、患者さんの価値観、エビデンス、メディカルスタッフの専門技能を考慮して、最善の実践を行うための行動指針です（Guyatt et al. 2008）。実践の確度を高めるためにエビデンス（主に研究結果）を活用していくところに、ＥＢＰの特徴があります。たとえば、最善の治療を行いたいときは、研究であらかじめ効果が確認された治療法を、患者さんの価値観とメディカルスタッフの専門技能を踏まえながら選択していくのです。それによって、効果的な治療を実行できると保証されるわけではありませんが、多少なりともその確率を高められるはずです。したがって、実践の博打性を減じるためには、エビデンスに基づいた実践を活用していくとよいでしょう。

◉一言ポイント◉

すべての実践は状況と目的に応じて方法を実行し事後的に有効性が確定するから、どんな方法が良いかはあらかじめ決めつけることはできぬ

9　道徳は無根拠である

■相談――28歳、看護師、外科

信じられないんですが、医師と看護師が不倫しているんですよね。うちの職場は病院内恋愛を一切禁止しているので、普通の恋愛でも御法度になるんですが。お互いの結婚相手は別の病院や施設で働いているからこの事実を知らないようで、それぞれの家庭はうまくいっているようですけど、それでもやっぱり不倫は絶対に駄目ですよね。どんな理由があっても絶対に駄目です。別に他人事ですからどうでもいいんですが、不倫しているようなメディカルスタッフはまったく信用できません。このことは、院長や総師長はまだ知らないようなので、時機を見計らって報告したほうがいいかなぁと思っています。ご主人や奥様にも伝えたほうがいいかしら。道徳的にやっちゃいけないことした以上は、やはり社会的に責任をとってもらったほうがいいと思う。

■解明

不倫は道徳（倫理）に反する行為ですから、あなたが言うように、不倫関係にある医師と看護師はまったく信用できません。上司やご家族にも報告して、この二人にはきっちり社会的責任をとってもらいましょう。メディカルスタッフであるならば、道徳に従って生きる必要がありますからね。などと、信念対立解明アプローチを唱道する私が安直に言うわけがありません。信念対立解明アプローチでは物事を根源から考えますから、こういうテーマでも、一方の主張にナイーブに同調しないのです。

さて、道徳に反した人は、やれ不道徳だ、やれ最低だと一方的に批判され、ときに社会的に抹殺されたりします。しかしそれは、物事を根源から考えないことによる過剰反応にすぎません。実のところ、私たちには道徳に従う自由がありますが、それに従わなければならない根拠は特にありません（池田 1999）。したがって、道徳に反するという理由（不倫）で、あなたが医師と看護師を社会的に追い詰める根拠もないといえます。それに、道徳は元来、それに反した人を弾圧するためにあるわけではなく、あくまでも欲望の調整のためにありますからね。

そんなアホなと思う人は、道徳とは何かを根源から問うてみましょう。昔からたくさんの人が道徳を問うてきました。そのなかにはいろいろな議論があるのですが、生命倫理の最高峰であると評価されている『生命医学倫理』（ビーチャム・チルドレス 2009）には、道徳とは人間行為に関する正誤を判断する規範だと述べられています。つまり道徳とは、嘘をついてはいけない、物品を盗んではいけない、約束は守らなければならない、他人を傷つけたり殺したりしてはいけないなどの、社会的に承認されたルール集だといえます。

そのなかでも、道徳を真剣に考える人々が受け入れる道徳は、「共通道徳（普遍道徳）」と呼ばれています（ビーチャム・チルドレス 2009）。共通道徳とは、特定の地域や文化に限定されない普遍性のある道徳です。共通道徳に含まれる基本的枠組みの例に、自律尊重、無危害、仁恵、正義があります。自律尊重とは、自律する人間の意思決定を尊重する規範です。無危害とは、他人に危害を加えることは避ける規範です。仁恵とは、危険性と費用を考慮しながら他人に利益を与える規範です。正義とは、利益と危険性と費用を公正に分配する規範です。つまり他人の自律した判断を尊重したり、危害を加えなかったり、利益を与えたり、公平に接することは、特定の地域や文化に限定されない良い行いであると判断されるわけです。共通道徳は社会的合意を根拠に、他の義務論、功利主義、徳倫理などの道徳理論の基盤にあたると考えられています。

つまり、共通道徳は道徳のチャンピオンに位置づけられるのですが、それは社会的合意を根拠に道徳を正当化できるのでしょうか。もしできるのならば、医師と看護師の不倫は双方の配偶者を裏切っているなどの理由で道徳に反することになり、正しい行いではないと判断されて周囲から非難を受けるのは仕方がない、という話にもなるでしょう。

結論からいうと、多くの社会的合意が存在するという理由によって、共通道徳の正当性を基礎づけるのは困難です。ターナー（Turner 2003）が鋭く指摘したように、人類学的、歴史学的に見ると、共通道徳の存在を裏付ける根拠がほとんどないことが挙げられます。つまり、共通道徳の根拠である、普遍的で超歴史的な社会的合意の存在を確かめられないのです。たとえば、現代において少年愛は道徳的に問題であると広く判断されていますが、かつてはごくありふれた習慣でした。つまり少年愛は道徳的に問題だといっても、普遍的で超歴史的に正しいわけではなく、長いスパンでみればローカルな規範なのです。

ということは、道徳というのはつまり、恣意的だという話になります（池田 1998）。社会や文化によって道徳が異なるならば、ある地点で成立した道徳も、別の地点では反道徳と判断される可能性を取り除くことができず、その正当性の根拠を示せなくなるからです。たとえば、現代日本において、「不倫してはいけない」というのはたぶん道徳的規範です。不倫しない生き方は多くの人が正しいと思っているはずですし、そうしないで生きられるなら素敵なことだと私も思います。しかし別の社会、別の文化だったらどうなるでしょうか。今でもブータンには一妻多夫があるし、ブルキナファソは一夫多妻がある国です。また日本も、かつては一夫多妻でした（一説では長屋は一妻多夫でした）。そういう地域や時代から見れば、「不倫してはいけない」というのは道徳的規範でも何でもなく、むしろ結婚生活を不当に制約する反道徳的規範になるかもしれません。

だからといって、私は道徳に反する生き方を推奨しているわけではありません。一般的にいえば、道徳に従って生きたほうが良いですし、人間と社会の摩擦を調停するためには、道徳が必要だとも思います。しかし、道徳が恣意的であるならばその正当性は無根拠だという話になり、道徳的規範だからという理由だけで、それに従って生きなければならない根拠もない、と理解しておく必要があると主張しているのです。道徳を巡る信念対立は、道徳に反した人を徹底糾弾する方便に使われがちで、あなたが医師と看護師にやろうとしたような私刑《リンチ》を容認することに通じるからです。道徳は恣意的で無根拠ですから、それに反した人を足蹴にして社会的に抹殺する理由にはならないのです。

もちろん、不倫は結婚を前提にしていますから、不倫をしたら配偶者と交わした契約違反になります（池田 1999）。結婚に付された暗黙の契約内容は、婚姻関係にある者同士がそれまで以上に心楽しく過ごせるように努力することです。医師と看護師の配偶者が不倫を知らず、結婚生活を心楽しく過ごせているならば、あなたが上司や配偶者に知らせて不幸にすることは、道徳的に正当でもなければ契約上もまともなやり方ではありません。知らないことは存在しないこととほぼ同義ですから、医師と看護師の配偶者からすれば不倫は存在していないのとほとんど同じです。ただし、医師や看護師がヘマをして各々の配偶者にバレたら、民事訴訟の対象になります。しかし、だからといって赤の他人がそうなるように仕向けるのは、お節介を通り越して犯罪的ですらある、と私は思います。他人の色恋沙汰に横やり入れる暇があるならば、目の前にいる患者さんのために最善を尽くすようにしましょう。

道徳が恣意的で無根拠ならば、何を基準に正しさを判断したらよいのでしょうか。結論からいえば、正しさは状況と目的によって変わりますから、正しいかどうかは状況と目的を見定めながら、その都度判断していく必要があります（京極 2012）。誠実さは道徳的徳と呼ばれて、道徳的には正当です。しかし、本当のことを知ったら自殺する可能性が極めて高いうつ病の患者さんに、誠実に本当のことを伝えることは正しいでしょうか。嘘でもよいから生きる希望をもってもらい、気持ちが落ち着いてから本当のことを伝えるほうがよいのではないでしょうか。私たちは道徳に従って生きるために生きているわけではありません。生命としては生きるために生きているのです。もちろん人間には欲望がありますから心楽しく生きるために生きているという話になるのですが、道徳だけに従って生きられない人は、状況と目的を見定めながら心楽しく、ときに正しく生きられるようにしていく必要があるだろうと思います。

◉一言ポイント◉

道徳は無根拠だから、それに反したからといって他人をむやみやたらに貶《おとし》めるようなことはやめよ

10　感情コントロールをしよう

■相談——32歳、理学療法士、リハビリテーション科

緩和ケアで、癌患者さんのリハビリテーションを担当しています。最初は身体機能や日常生活活動の向上を目的に介入するのですが、患者さんの全身状態が悪化してくると向上よりも維持がメインになって、私たちセラピストができることもだんだん減ってきます。基本的にリハビリテーションは患者さんが右肩上がりに回復していくイメージを持っていることもあって、いくらやっても徐々に弱っていく姿を見るの

はとてもつらいです。しかも、患者さんの状態が悪化すると、主治医の判断でリハビリテーションが途中で打ち切られます。これがすごい不全感を生むんです。最後の最後で「お前は必要ない」と突きつけられたような……。それでも最初は頑張っていたんですけれど、だんだん駄目になってきて。最近は、患者さんのこと考えるとつらくて涙が出てくるんですよね。

■解明

信念対立で深く傷つくと、あなたのように、考えるだけで涙が出てくるような状態になることがあります。信念対立には、怒り、恐怖、葛藤、不安、苦悩、失望、罪悪感、無力、孤独、不満などのネガティブな感情体験が伴います（第2章を参照）。ひどい信念対立を繰り返し体験すると、抑うつ状態に陥る人もいます。信念対立が激しくなると、私たちの心はひどく傷つけられることがあるのです。

信念対立で心が傷つくと、状況と目的と方法を整理していくこともままならない状態になることがあります。つらい体験によって気持ちが混乱してしまい、状況と目的と方法を整理しようとしてもできなくなるからです。以前、「頭ではわかっていても気持がついていかない」と表現した人がいましたが、感情が理性を圧倒してしまって、解明したくてもできなくなるのです。

つらい気持ちで耐えられない状態に対応するために、私たちは信念対立解明アプローチを、マインドフルネスで方法論的に補完してきました（織田・京極 2013）。それによって信念対立解明アプローチは、実存的な苦悩にもより良く対応できる可能性を広げました。マインドフルネスとは、今という瞬間のなかで意識的に、かつ評価も判断も加えずに、注意を向けることから生じる気づきのことです（カバットジン 2007）。マインドフルネスは今ここで生じる経験に気づくことそのものであり、それによってリラックスすることや、幸福感の向上などの状態に目掛けて実践するものではありません。マインドフルネスはあくまでも、現に立ち現れているこの瞬間に注意を向けて、批評や価値判断を交えることなく感じるままに感じることなのです。

マインドフルネスの介入研究は、病者・障害者、健常者ともにたくさん実施されています（カバットジン 2007）。たとえば、マインドフルネスによって不安、ストレス、情緒的消耗感、反すう、抑うつなどのネガティブな感情が改善し、活力、自律性、仕事満足度などのポジティブ感情が向上することも確認されています。そのほかにもマインドフルネスは、慢性疼痛、高血圧、乾癬防止、注意力、思考力などの向上をもたらすことも認められています。また、前帯状皮質の活性化による注意の統制、島皮質の活性化による身体感覚の気づきの向上、前頭前皮質の活性化や扁桃体活動の低下による感情調整の向上、内側前頭前皮質や後帯状回皮質などの低下による自尊心や自己受容の向上、といった脳機能と変化の関連性も示唆されています。こうした知見からマインドフルネスは、信念対立によって生じたさまざまな感情問題を解消する方法として期待できるわけです。

信念対立解明アプローチは、信念対立を克服するための技術です。そこでマインドフルネスは、気持ちを落ち着けて信念対立を解消できる状態を整えるために導入されることになります。しかし、信念対立解明アプローチでマインドフルネスを行う際は、信念対立の解明という目的をいったん保留する必要があります。というのも、信念対立解明アプローチの目的を前提にすると、感情コントロールができるようになったかどうかを巡って評価することになるため、マインドフルネスのエッセンスである評価したり価値判断したりせずに感情を感じるままに感じるという点が、抜け落ちてしまうためです。そうなっては、マインドフルネスの状態から遠ざかることになり、かえって感情コントロールができなくなる恐れがあります。したがって、マインドフルネスによって感情コントロールしていくにあたっては、実際に感情コントロールできているか、感じるままに感じることができているか、などの評価や価値判断を行わずに取り組む必要があります。信念対立解明アプローチは、マインドフルネスによって信念対立を克服する可能性を確保しようとしますが、マインドフルネスを実行しているときは、その目的を一時的に保留するのです。

マインドフルネスにはさまざまな技術があります。本書では、信念対立の真っ最中でも導入しやすいと考えられる呼吸法を紹介しておきます。なお、マインドフルネスの技術は、ここで紹介する呼吸法以外にも、レーズンエクササイズ、ボディスキャン、ヨガ、歩行瞑想、慈悲瞑想などがあるので、本格的に実施したい読者は専門書にあたってください。

さて呼吸法は、今ここで生じる瞬間に意識を向けるうえでとても役立ちます。意識を向ける時間は、臨床現場で忙しいときなら5秒でも10秒でもよいし、休み時間があるなら1分でも5分でもよいでしょう。あるいは、自宅で余裕があるときなら10分でも15分でも、贅沢に30分でも45分ぐらいでも（もちろん5秒でも10秒でも）よいのです。ただし、信念対立でつらいと思うときは、安心できる環境で30分程度の時間をとって、呼吸に意識を向けて瞬間瞬間に生じる感覚に気づくようにしてください。2〜3日に1回は、呼吸の感覚にゆっくり注意を向けるようにしましょう。

呼吸の感覚には、身体に空気が入ってくる感触と、身体から空気が出ていく感触の両方があります。マインドフルネスを育む呼吸では、ただ呼吸に意識を向けて、自分が呼吸している瞬間瞬間を感じとっていくことになります。つまり呼吸法では、鼻から息を吸ってお腹が膨らむときにやってくるさまざまな体感に、そして口からゆっくり息を吐ききるときにやってくるさまざまな体感に、評価や価値判断を加えることなく意識を集中し、その瞬間瞬間に立ち現れる現象に気づいていくようにするのです。

信念対立しているときにマインドフルネスしていると、呼吸の感覚以外にもたとえば、「腹が立つなぁ」「明日からどうなるのか不安だ」「ストレスだなぁ」などの考えや感じが浮かんでくることでしょう。そういうときは呼吸を持続したまま、それを否定したり、肯定したり、分析したり、変えたいと願ったりせず、ただそれを観察しながらじっとこらえてそっと手放し、呼吸で生じる今この瞬間の感覚に注意を戻すようにしていきます。

呼吸の姿勢は自分がしっくりくる座位や臥位でよいのですが、臨床現場で座位になる余裕がないときは、呼吸に注意を向けることができるなら立位や歩行中でもよい、と私は思っています。マインドフルネスでは、適切にできているかどうかという発想を手放して、呼吸の感覚に意識を向けて、今ここに気づけるようにつなげられればよいからです。もちろん、自宅なら臥位でリラックスした状態で行うのもよいでしょう。その際、正しく呼吸できているか、呼吸の感覚は適切にとらえているか、などと考える必要はありません。マインドフルネスでは、評価や価値判断を加えずに意識を向けて気づくことが重要で、正しくできているかや適切にできているかなどは関係ないのです。したがって、自分の身体に入って出ていく空気に注意を向けて、身体感覚に気づくだけでよいのです。

なお呼吸法は、マインドフルネス・スキルのトレーニングであって、これそのものはマインドフルネスではない点に注意してください。マインドフルネスはこの瞬間瞬間に立ち現れていることに気づくことであり、呼吸法は気づきのスキルを鍛える練習メニューなのです。この点がごちゃごちゃになると、呼吸法していたらマインドフルネスだと勘違いしてしまい、肝心のマインドフルネスという状態に入っていくことは難しくなるでしょう。

◉一言ポイント◉

信念対立でひどく傷ついたときは、マインドフルネスによって感情コントロールができるようにせよ

11　地域に向けて価値ある情報を発信しよう

■相談——50歳、看護師、内科

以前、当院の評判はめちゃくちゃ悪かったらしいんですよね。病院長がすごいワンマンで、患者にも怒鳴るし、しかも腕も悪い。それを誰も止められなかったそうで、患者さんや周辺病院のメディカルスタッフからも、「あそこはやばい」と知る人ぞ知る低評価の病院だったみたいです。でも、数年前に病院長が倒れて新しい先生が来てくれたことがきっかけで、みんなで少しずつ病院の質を高めようと頑張ってきました。職員としては以前に比べてだいぶ良くなったと思うのですが、勉強会とかに行くといまだに「大変でしょ」とか、「患者さんにも勧められないって言っちゃった」などと言われるんですよね。人の噂も七十五日って言いますけど、過去を見て今を評価されるのはしんどいです。若い人たちが入ってきても、それを気にして辞めていく人もいるし……。

■解明

信念対立を克服する戦略のひとつは、状況と目的を自覚したり共有したりしながら、目的の達成に役立ちそうな方法を活用していくというものになります（京極 2012）。言い換えれば、どういう状況になっているのかわからなかったり、どんな目的のもとで実践しているのか見通せなかったりすると、信念対立の焔《ほのお》がメラメラと燃え広がっていきます。

あなたの場合、病院長の暴虐な言動が患者さんやメディカルスタッフを通して病院の外に伝わり、その結果として質の低い大変な病院というイメージが広まっています。つまり、過去の病院の悲惨な状況が周囲に伝わり、それの訂正がうまくできていないために、周囲の人々が持つ病院のイメージと現在の病院で働く人々の現状認識がずれてしまい、今頑張っているメディカルスタッフが苦労している、という構図が成立していると理解することができます。病院内外の人々で状況の理解が異なるわけですから、病院の理解を巡る信念対立が生じてしまっているのです。

もちろん信念対立が生じているからといって、現在この病院で働く人々も周囲の人々も悪いわけではありません。現在、病院で働く人々は、暴虐な病院長が残した負の遺産と戦いながら患者さんのために病院の質を高めようと努力しているわけで、そのこと自体賞賛されても貶《けな》されるいわれはありません。また、周囲の人々は、タイムリーに病院の状況が過去に比べて良い方向に変わりつつあると知ることができないわけですから、過去のイメージから現在その病院にかかる患者さんや働く人々を心配するのは仕方がないことです。このように、信念対立は皆が善意でコミュニケーションしていても、生じる問題なのです。

だからといって、このまま放っておけば事態が好転するとナイーブに期待するのも不安です。悪い噂はすぐに伝わりますが、良い噂はなかなか伝わっていかないからです。悪い噂がすぐに広まる理由はいろいろあるでしょうが、ひとつは「他人の不幸は蜜の味」になりやすいことが考えられます。他人に不幸が起こると、自分の相対的な劣位が軽減されることから結果として心地良い気持ちになるため、悪意がなくても他人の不幸に関する話題が早く伝わって広まっていくのでしょう。これは脳科学的にも解明されているらしく、他人に不幸が起こると線条体という報酬に関連する脳の部位が活動するそうです（独立行政法人放射線医学総合研究所 2008）。つまり、「他人の不幸は蜜の味」は心理学的にだけでなく、脳のメカニズムである可能性も考えられるのです。

病院の内外を巻き込んだ信念対立では、現在の病院の状況が外部に広く伝わるように工夫していく必要があります。ただしあなたの場合、以前に比べて病院の質が改善しているという「いい話」を伝えて広めていくことになりますから、地道に広報活動で情報発信しているだけでは、なかなかうまくいかないのではないかと思われます。他人の不幸は蜜の味ですが、他人の幸福はゴーヤの味ではないですけれど、病院外の人にとっては特段楽しい話でも何でもないからです。

ではどうすればいいか。結論からいえば、発信する情報の価値を高めていけば、不幸でなくても蜜の味になって伝播しやすくなると期待できます。つまり病院外の人々が、「あっこれは重要だぞ」とか、「面白そうなことやってるな」などと思えるような情報を、積極的に発信していくわけです。価値を見いだしやすい情報にのせて状況も発信していけば、過去の病院のイメージと現在の状況の間にあるギャップを埋めることができ、病院の理解を巡る信念対立を解消していける可能性を確保することができるはずです。

情報の価値を高めるためには、価値がどういう条件のもとで成立しているのかを理解する必要があります。たとえば、ウジ虫を想像してください。こんなことというとウジ虫から怒られそうですが、ウジ虫は気持ちが悪いとか不衛生というイメージが強く、一般に価値のない存在として受け取られていると思います。その証拠に、家の台所やゴミ箱にウジ虫が発生したときに心から喜ぶ人はほとんどいないはずです。しかし、普通は忌み嫌われる存在のウジ虫にも、実のところ価値を帯びるときがあります。

そう、マゴットセラピー（ウジ虫療法）です（岡田 2013）。マゴットセラピーとは、無菌培養された医療用のウジ虫を使った創傷治療です。マゴットセラピーは、ウジ虫の壊死した組織のみ食するという性質を活用し、患者さんの褥瘡や壊疽などの治療に用いられています。難治性創傷の治療に用いられており、壊死した組織の除去だけでなく、殺菌作用や肉芽組織の増生の促進などの効果もあるといわれています。つまり、マゴットセラピーに関心がある患者さんやメディカルスタッフにとって、ウジ虫は忌み嫌われるどころか価値のある存在として位置づけられます。

ウジ虫の価値がほとんど真逆になったことからわかるように、価値とは不変で普遍のモノではなく、関心に応じて決まってくるコトなのです（京極 2011）。ということは、病院から発信する情報の価値を高めるためにはまず病院外の人々の関心を情報収集したり、日頃の言動から関心の所在を推測していく必要があります。そのうえで、関心を満たせるようなかたちにラッピングした情報を発信していくと、そうでないときに比べて情報も伝播していきやすく、病院の理解を巡る信念対立を解消していける可能性を確保できるでしょう。

たとえば、病院外のメディカルスタッフが「認知症高齢者に対するケアに関心がありそうだなぁ」とさしあたり推測できれば、院内で認知症ケアの質を高めるためにやっている工夫を情報発信していくのです。その際、院内の取り組みと、厚生労働省が新しい方針として示した認知症ケアパスとの関連を示しながら情報発信するなどの工夫を行えば、病院外の人々が興味を持ちやすく、病院の状況が変わったという印象も同時に与えやすくなると期待できるはずです。特に、認知症ケアパスは、認知症高齢者の増加と限られた社会資源の活用という難しい課題に対応するために考えられており、全国的な注目も高いことから、それと一緒に情報発信すると、その価値も高めやすいと思われます。

そのほかにも、たとえば、全国レベルの学術大会や地域の勉強会で院内の取り組みを発表していくことも、情報発信の価値を高めるうえで有効でしょう。多くの人の関心が集まるなかで情報を発信していけば、価値がある情報だと思ってもらいやすいですし、批判的な目にさらされることによって病院の質の向上にポジティブなフィードバックがかかって、さらなる改善につながるようになるという相乗効果も期待できます。価値ある情報を発信し、状況認識に関する病院内外のギャップを埋めるようにしていきましょう。

◉一言ポイント◉

情報の価値を高めるためには、相手の関心を押さえて、それを満たせるかたちで情報を示すようにせよ

12　価値判断はいったん保留する

■相談――43歳、臨床検査技師、検査科

信念対立解明アプローチに関する書籍を読むと、「信念対立を克服するために、状況と目的に応じてあらゆる手段を活用する」と書いてありますよね。でも、私のように、そもそもいろいろな手段が思いつかない人っていると思うんです。エビデンスがハッキリしていたり、スタンダードな介入がしっかりあるような領域なら、それを手がかりにいろいろな手段を思いつくかもしれません。しかし、たとえば基本的に何をやっても明瞭な差が出ないような領域だと、結局はこれまでやってきたことの焼き直しになってしまい、パターン化されたルーチンワークが助長されるような気がしています。つまり、信念対立に陥った人は、駄目だとわかっていても信念対立化するような方法を選んでしまったりすると思います。状況と目的に応じていろいろな手段を思いつくには、どうすればよいのでしょうか。

■解明

結論からいうと、状況と目的に照らし合わせていろいろな方法を考え出していくためには、さしあたり方法に関する一切の価値判断を保留する必要があります。というのも、最初から「これは良い方法かなぁ」とか、「こんなことはできやしない」などと考えていると、実質的にはいつもやっているような手詰まり感たっぷりの方法に行き着いてしまうからです。いろいろな手段を思いつくためには、いつもよりもはるかに柔軟なスタンスを確保しておく必要があります。そのために、方法に関する価値判断のいったん停止という手順を、忠実に実行する必要があるのです。

方法の価値判断の保留を行わずにいると、たとえ今までやったことないけれど有効そうだと推測できる方法に気づいたとしても、それの駄目なところにばかり目が向いてしまいがちです。信念対立しているときはどうしてもナーバスになってしまい、物事を否定的にとらえてしまう傾向が強くなるからです。信念対立中は「イライラする」「不安だ」というフィルターで方法をとらえるから、結果として悪いところばかりに目が向いてしまうのです。特に、今までやったことない方法は、過去の体験の蓄積がないぶん悪い予測に簡単に引っ張られてしまいます。そうなると、状況と目的に照らし合わせていろいろな手段を検討してみたものの、結局はいつもと同じパターン化された方法を実行してしまい、信念対立の悪循環から抜けられなくなるわけです。

もちろん、今までとは違った試みが信念対立からの脱却を保証してくれるわけではありません。あなたは「今までとは違う」と思っていても、物事を大局的にとらえたらほとんど以前と変わらない方法を実行していたということもあります。信念対立中はネガティブな情動の処理に知的リソースの多くが消費されてしまい、物事に対する視野が狭くなってしまいますから、そういうことが起こっても不思議ではありません。また、本当に今までとは異なる方法を実行したとしても、あなたが予想していなかった未知の因子が介在していたために、結果としてうまくいかなかったということも起こり得ます。すべての実践（方法の実行）は、やってみなければわからないのです（京極 2012）。

しかし、信念対立に結びつくいつもの実践に取り組んでいたら、その先に高い確率で待っているのは、失望や苦悩といったさらにつらい状態です（第2章を参照）。信念対立はネガティブな情動とともに体験されますから、頑張っても頑張ってもつらい状態にたどりついてしまうと、強い無力感にとらわれるようになります。そして、患者さんのために良くしようとか、気持ち良く働ける職場にしようなどと思わなくなり、底なし沼のような失望と苦悩の世界に落ち込んでしまいます。今までとは違った方法は信念対立の克服を保証しませんが、これまでやってきた方法は、高い確率で信念対立の深みへと通じていることだけは確かなのです。したがって、よほどのマゾヒストでなければ、信念対立から抜け出すために、今までやったことはないけれども有効そうな方法に気づいたほうが良い、と私なら思います。

では、方法に関する価値判断のいったん停止はどうすればできるのでしょうか。先に述べたようにポイントのひとつは、最初から方法の善し悪しは問わない、というものになります。たとえば次の事例を考えてください。

あなたは長期入院の患者さんがたくさんいる精神科病院で働く作業療法士です。マンパワー不足と経済的理由から、普段は集団作業療法を中心に行っており、個人作業療法はほとんど行えていません。そんなある日、意欲低下が著しい患者さんから「外出したい」と言われました。あなたは患者さんの目的を実現したいと思いましたが、現在のところ対応できるプログラムがありません。あなたはこれまでと同じように、患者さんの個別の期待に応えられない自分に無力感を覚えました。

さて、状況と目的に照らし合わせながらいろいろな方法に気づくためには、まず状況と目的を整理する必要があります。この事例の状況は、人手と予算の関係から集団作業療法が中心となるプログラム運営になってしまっている、といえそうです。次に目的は、重度の意欲低下がある患者さんの「外出したい」という期待に応えたい、となりそうです。

こうした状況と目的を踏まえたうえで、次に、どんな方法があるかを価値判断を交えずに考え出していくのです。するとたとえば、担当医に掛け合ってとりあえず院内を散歩できるようにしたり、集団作業療法の一貫で他の患者さんと一緒に外出したり、5分程度の隙間時間を見つけて外に出てみたり、という方法が思いつくかもしれません。あるいは、パソコンを持ち込んでGoogle Earthで世界中を見て回ったり、「外出したい」という希望の背景にあるかもしれない本当のニーズを探ってみたり、という方法があることに気づくかもしれません。方法に関する価値判断をいったん保留することによって、状況と目的を踏まえたうえで、いろいろな方法があることに気づける可能性の幅を広げていくわけです。

もちろん、方法の価値判断を保留しても、徒手空拳で発想を広げていけないこともあります。そういうときは、「マインドマップ」を活用するとよいと思われます。マインドマップとは、思考内容を絵で整理する方法であり、脳の放射思考という特徴に根ざして考案された発想術です。具体的には、1枚の紙を用意し、その中心に考えたいテーマを描いて、そこから連想しながらイメージを拡散させていき、いろいろな発想に気づいていくようにします。マインドマップは柔軟な発想を生み出すためのツールですから、方法の価値判断の保留を行っても徒手空拳で発想を広げられない場合に利用すると、信念対立の壁に阻《はば》まれにくいさまざまな方法に気づけるきっかけが得られると思われます。

繰り返しますが、このときも方法の善し悪しはさしあたり考えません。いろいろな手段が思いつかない人は、方法の善し悪しというフィルターが最初からかかっているので、それがブレーキになって豊かな発想が制約されていることが多いように思います。方法の価値判断をいったん保留しないでいると、たとえば先述の Google Earth を活用するというアイデアは、単なるごまかしに思えて検討の余地すらなくなるかもしれません。ですので、いろいろなアイデアに気づけない人は、とりあえず方法に関する価値判断をいったん停止し、状況と目的を踏まえたうえで、いろいろな手段に気づける状態を確保するようにしましょう。

◉一言ポイント◉

状況と目的を踏まえたうえでもいろいろな手段を思いつけないときは、さしあたり方法に関する価値判断を保留せよ

13 オペレーション・システムとして理解する

■相談——51歳、臨床心理士、精神科

信念対立の解明に役立つ理論は、信念対立解明アプローチ以外にもあると思うんです。たとえば、生命医学倫理、ノンテクニカルスキル、ナラティブ・アプローチ、短期療法、弁証法的行動療法、マインドフルネス&アクセプタンス、非暴力コミュニケーション、解決構築アプローチ、U理論、リアルスティック・アプローチ、プロセス指向心理学などは、信念対立という用語を使っていないだけで、人間と社会で生じた対立を克服するために活用できる理論だと思います。実際にインターネットでいろいろ調べると、信念対立解明アプローチとは異なる理論で、信念対立の解消に取り組んでいる先生たちがいますよね。そこで質問なのですが、信念対立解明アプローチとそれらの理論は、どういう関係にあるのでしょうか。

■解明

信念対立解明アプローチは、とてもユニークな理論構造です。これは、ひとつの独立した理論として使うこともできれば、その他のさまざまな理論やメタ理論に対する「超メタ理論」として使うこともできるのです。つまり信念対立解明アプローチは、生命医学倫理、ノンテクニカルスキル、ナラティブ・アプローチ、短期療法、弁証法的行動療法、マインドフルネス&アクセプタンス、非暴力コミュニケーション、解決構築アプローチ、U理論、リアルスティック・アプローチ、プロセス指向心理学などの諸理論に対する、オペレーション・システムとして機能する位置関係にあるといえるのです。

詳しくは第3章で述べるように、信念対立解明アプローチは、信念対立を根本から解消するために、①すべての確信（認識／行為）は契機と志向に相関的に構成されている、②疑義の余地なき確信（認識／行為）には成立根拠がない、③契機と志向と確信（認識／行為）の納得によって相互了解可能性を確保する、という三つの条件（専門用語で「解明条件」と言います）を満たす必要がある、という理論構造になっています。

これら三つの解明条件は、原理的思考によって導き出されました。原理的思考とは、特定の関心のもとで論理的に考えていけば、誰でも共通了解できる可能性が確保された理路を導き出す思考の方法です。つまり、信念対立を解くためには、いろいろな可能性を検討したうえでこれら三つの条件を満たさないと根本解消できない、というかたちで導出されているのです。

信念対立解明アプローチでは、三つの解明条件を実質化するために、「コミュニケーション法」「評価法」「介入法」という技術が用意されています（京極 2011）。コミュニケーション法は「解明交流法」と呼ばれ、信念対立する人々と言語的、非言語的にやりとりするために用いられます。評価法は「解明評価」と呼ばれ、量的評価と質的評価を駆使して信念対立の実態を把握していきます。介入法には「解明態度」と「解明術」の2種類があります。解明態度は、自分のなかに生じた信念対立を解き明かすために使用されます。解明術は、他人のなかに生じた信念対立を解消するために用いられます。これらの技術は、信念対立を解き明かすために、三つの解明条件の実質化を目掛けて組み立てられたものなのです。

信念対立解明アプローチはコミュニケーション法、評価法、介入法まで首尾一貫した体系を備えているため、独立した技術として活用することができます。たとえば、医師と看護師が患者さんに対する治療方針で信念対立した場合、信念対立解明アプローチを使ってしなやかに解消しながら、より良い治療方針を目掛けて協働していく可能性が確保できます。また、信念対立解明アプローチをあらかじめ駆動させておけば、チームメンバー同士が信念対立することなく連携していける可能性を確保できます。信念対立解明アプローチは独立した技術だという意味は、単体でそれを使っても信念対立を解き明かせるということです。

他方、信念対立解明アプローチは、三つの解明条件さえ満たせれば、状況と目的を見定めたうえであらゆる手段を活用していく、という理論構造になっています。つまり、信念対立解明アプローチは独立した技術を備えているものの、それにこだわることなく、さまざまな理論を活用していける理論でもあるのです。もちろん、信念対立解明アプローチの目的は信念対立の克服ですから、さまざまな理論は信念対立の解明に役立ちそうか、という観点からふるいにかけられることになります。

信念対立の克服に貢献できるかは、先に述べた三つの解明条件を基準に判断されることになります。信念対立解明アプローチの実践家（解明師）は、これら三つの観点から、その他のさまざまな理論の活用の仕方や可否を判断していきます。つまり信念対立解明アプローチは、その他のさまざまな理論の枠組みを超えて、信念対立を克服するために有機的に統合するオペレーション・システムとして機能するのです。私は信念対立解明アプローチを超メタ理論（既存の理論の枠組みを縦横無尽に超えて機能できる理論）と呼ぶことがありますが、それは信念対立解明アプローチが、さまざまな理論の違いに関係なく屋台骨の役割を果たせる理論構造を備えているからです。

そうした観点から、ご質問いただいた生命医学倫理、ノンテクニカルスキル、ナラティブ・アプローチ、短期療法、弁証法的行動療法、マインドフルネス&アクセプタンス、非暴力コミュニケーション、解決構築アプローチ、U理論、リアルスティック・アプローチ、プロセス指向心理学などの諸理論を検討し、私はどれも信念対立の克服に一定の役割を果たしそうだと考えています。たとえば、非暴力コミュニケーション（ローゼンバーグ 2012）は、共感を積み重ねながらお互いのニーズが満たされるまでコミュニケーションを続けていくという方法ですが、これは解明条件の①と③を満たす技術になっていると理解できることから、コミュニケーションの問題やズレで生じた信念対立を解消するうえでとても役立つだろうと考えています。また、U理論（オットー・シャマー 2010）は、個人、組織、社会などのあらゆる局面で変容と創造を促す理論ですが、これもまた、解明条件の①と③を満たすようなかたちで深い洞察と協調をもたらすと考えられることから、信念対立で疲弊した状態からの立て直しに大きく貢献してくれるだろうと考えています。弁証法的行動療法（リネハン 2007）は、境界性パーソナリティ障害を中心にした感情調整が困難な患者さんの治療で用いるものですが、解明条件の①と②を満たしうる技術でもあると考えられることから、信念対立に苦しむ患者さんに対する治療で活用できるだろうと考えています。

さまざまな理論の詳細は成書にあたっていただくほかありませんが、信念対立解明アプローチとその他の理論は、排他的な関係ではないことをご理解いただけたらと思います。信念対立解明アプローチはそれ自体で独立した技術を備えていますが、もしそれで信念対立の克服が難しいと感じるような事例に遭遇したならば、三つの解明条件に照らし合わせながら、信念対立の克服に役立ちそうな理論を見つけてしなやかに活用していきましょう。信念対立解明アプローチは、信念対立の克服に役立ちうるさまざまな理論の上位にあるオペレーション・システムという理論構造を備えているのです。

◉一言ポイント◉

信念対立解明アプローチは独立した技術であると同時に、諸理論に対するオペレーション・システムとして機能すると理解せよ

14　バーバルコミュニケーションに頼りすぎない

■相談――24歳、作業療法士、回復期リハビリテーション病棟

うちの病院は理学療法士と作業療法士の仲が悪くて、連携がうまくいっていません。理学療法士は人の意見を聞かない人が多いですし、弁も立つので、こちらに言いたいことがあってもうまく伝えられません。先日も理学療法士から、「作業療法士は理学療法士の補助さえやっていればいい」とか、「作業療法なんて役に立たないから理学療法の勉強会に参加しろ」などと言われてしまいました。作業療法には作業療法の専門性がありますし、理学療法士からそんなこと言われる筋合いはないと思うのですが、とっさに言葉が出てきません。これは信念対立だと思うので、信念対立解明アプローチで解消できるのではないかと思うのですが、絶句してしまうからどうにもならないんです。信念対立解明アプローチって言葉の力に頼りすぎているので、私のように言葉がうまく出てこないような人には役立たないように思います。

■解明

信念対立解明アプローチは言葉を駆使していきますが、言葉の力のみに頼りきっているわけではありません。信念対立解明アプローチは信念対立を解明さえできればよいので、言語（バーバルコミュニケーション）だけでなく、非言語（ノンバーバルコミュニケーション）の力も使うことになります（京極 2011）。

たとえば、あなたは理学療法士から散々なこと言われて言葉に詰まったようですけれども、この信念対立の背景には、理学療法士の「作業療法士に何を言っても反論されない」とか、「理学療法のほうが作業療法よりも優れている」などの、強固な確信（認識／行為）があるように思われます。信念対立解明アプローチは「作業療法士は理学療法士の補助さえやっていればいい」とか、「作業療法なんて役に立たないから理学療法の勉強会に参加しろ」などの一つひとつの言動よりも、その背景にある思い込みの編み変えを目掛けて働きかけていきます。信念対立解明アプローチでは言葉と非言語を使って、この極めて高い確度で成立した確信（認識／行為）を解きほぐしていくのです。

非言葉で解きほぐす場合は、たとえば「作業療法士に何を言っても反論されない」と思いながら、「作業療法士は理学療法士の補助さえやっていればいい」と言ってきているようだったら、腕を組みながら眉間に皺を寄せて相手の目をしばらく睨《にら》みつけるとか、渋い表情を見せながら机の上に書類を軽く投げ置いてみる、などの振る舞いを見せてみるとよいかもしれません。それだけでも、相手の「作業療法士に何を言っても反論されない」という強固な確信（認識／行為）に、疑問の余地が生まれる可能性があります。多少なりとも、このまま言いたい放題やりたい放題やっているといつか痛い目に遭わされるかも、と逡巡《しゅんじゅん》させることができれば、あなたにも発言できる心理的余裕が生まれるはずです。そうすれば、言語を使って信念対立を解ける可能性が確保されると期待できます。

もし、頭ごなしに「作業療法士は理学療法士の補助さえやっていればいい」などと言われ、そんな態度をとれるわけがないと思うようでしたら、日頃の振る舞いから工夫していきましょう。この場合の信念対立の背景には、理学療法士が「作業療法士に何を言っても反論されない」と思い込んでいると予想されます。だから、たとえばカンファレンスや委員会ではできるだけ目立つ席を選ぶようにするとか、日頃から不用意に笑顔を振りまいたり頭を下げたりしないなどの態度を示しておくのです。すると、理学療法士はあなたの存在に力強さを感じるようになり、安易に暴言を吐きにくくなる可能性を確保できるのではないでしょうか。

同様に、「理学療法のほうが作業療法よりも優れている」という思い込みに対しても、非言語の力を利用しながら、解消に向けて働きかけることができます。たとえば、「作業療法なんて役に立たないから理学療法の勉強会に参加しろ」などと言ってきたら、苦笑いを浮かべながら首をかしげるとか、言われた後に読めなくてもいいから英語の研究論文や専門書を読みふけっているフリをするなど、やってみるわけです。言われた後は気分が滅入って動けないようなら、日頃から各国の研究雑誌に目を通しているフリしておけばよいんですよ。こういうことするだけで、言われ放題された後に絶句しているよりも、信念対立の克服に目掛けた可能性をいくぶんつなげることができるでしょう。

もしかしたら、「そんな小手先の対応でいいの?」とか、「ものすごく攻撃的だなぁ」とか、「信念対立の激化につながるのでは?」と疑問に思うかもしれません。確かに、一見すると何の内省もせずに相手に軽く扱われない振る舞い方を提案しているだけですし、内容によっては相手の自尊心を傷つけかねないような振る舞いも含まれています。だから、そう思われても仕方ありません。

ですが、相手から好き勝手された後に絶句していても何も変わらない可能性が高いことも予想されるし、絶句している人に何か考えたり発言したりしろと言ってもできないものです。他人から言われ放題やられ放題されたら、あなた自身の内側の信念対立がどんどん深まって、最後に自分だけが潰されていくかもしれません。あなたが信念対立で苦しんでも、相手は屁とも思わないかもしれません。

それに、あなたのように非常にサディスティックな相手に対してペコペコ頭を下げたり、絶句して弱々しく立ちすくんでいたりしたら、さらにサディスティックな気持ちを刺激してしまいどんどん増長していく可能性があります。こういうタイプの人間は、無抵抗で弱々しい相手に攻撃を加えることが得意なので、あなたのようなへりくだった態度で対応していたら勝ち目はありません。相手の得意な領域でやり合っても勝機がないので、状況と目的を見定めながら、相手から軽く扱われないためのさまざまな非言語的な手段で対抗していくわけです。

もちろん、ここで書いた以外にも、さまざまな非言語的な手段があります（ヴァーガス 1987：内藤 2013）。非言語の力は、状況と目的によって活用の仕方を変えることになりますが、基本的には相手の背景にある疑義の余地なき確信（認識／行為）に働きかけていくことに変わりありません（京極 2011）。ここでは、あなたの相談に合わせて、サディスティックな思い込みを突き崩すための非言語な対応を中心に述べましたが、当然のことながら友愛のサインを示す方法もたくさんあります。たとえば、あなたに敵意を持つ相手からそれを払拭するために、会ったときに笑顔で握手を行い、話しかけながら適度にボディタッチする、という方法が使えるかもしれません。また、あなたに対して苦手意識を持っている人には、少しそばに近づいてコミュニケーションするといったやり方が役立つかもしれません。もしくは、自分の言い分を一方的にまくし立ててくる人には、相手が話しているときに咳払いする、机を指で軽く叩いてコンコンと音を鳴らすなどの非言語なサインを用い、相手が少し落ち着いて話すようになったら笑顔で向かうようにする、などの組み合わせも使えるかもしれません。

言葉の力をうまく引き出せない状況に陥ったときは、非言語の力を活用してできるところからやっていくようにしましょう。いずれにしても、無抵抗なままやられっぱなしになるようなことだけは避けるようにしましょうね。

◉一言ポイント◉

非言語の力も最大限活用しながら、信念対立を克服せよ

15　我慢だけはしない

■相談――26歳、理学療法士、リハビリテーション科

じつは、上司の暴言、暴力がひどくて困っています。ちょっとしたことですぐにキレるんです。たとえば、同僚が業務後に足を組んで報告書を書いていたら、「態度が悪い！」と言って足を蹴っていましたし、私が昼休みにウトウトしていたら、「アホか！」と怒鳴りながら書類を投げつけてきたこともあります。以前はもっとひどくて、勉強不足を理由に土下座させられた新人がいました。ひどいでしょ。そのときは

新人がすぐに退職したので、問題になって注意されていましたけど。今は土下座まではいかないですけど、でも暴言、暴力は続いています。他職種からは「ひどいよね」「リハ科の人たちよく耐えているよ」などと言われますが、何されるかわからないから萎縮しちゃって、黙って我慢するしかないんですよ。本当は退職したいけど、そうすると上司と若手の間に入れる中間管理職がいなくなるからますますひどくなるかもしれない。とにかく我慢するしかないんです。

■解明

信念対立解明アプローチは、状況と目的に照らし合わせながら、目的を達成するためにさまざまな手段を活用する、という考え方がベースにあります（京極 2012）。しかし、信念対立解明アプローチでは基本的に行わないことが一つあります。それは、自分さえ我慢すればよいのだからと、ただただじっと我慢することです。信念対立は、ひたすら我慢しているうちにどんどん疲弊してしまい、気がついたら失意のうちに人生を送っている、というようなことが起こりうる問題です。つまり信念対立は、ひたすら我慢しているうちにどうにかなるだろう、という算段が立ちにくいわけです。したがって、信念対立解明アプローチでは、自己犠牲の精神でひたすら我慢するということだけはしません。

ただし二つの例外があります。一つは、どんな理不尽なことされてもひたすら耐えることに何かしらの悦びがあるときです。精神的にマゾヒストで、暴言、暴力に我慢することが心楽しいような事例です。そうなるともう耐えることが趣味みたいなものですから、私がとやかく言うような話ではありません。趣味に善し悪しはありませんから、他に迷惑がかからない限りにおいて、心楽しくひたすら耐えていただければと思います。

もう一つは、「自分さえ我慢すればよい」とか、「自己犠牲の精神」などのために我慢するのではなく、信念対立を克服するという目的を達成するためにあえて我慢するような場合です。あなたの場合でいえば、上司が暴力、暴言を行使できるのは、周囲の人々の権力に対する暗黙の承認があるからだと理解することができます（本章の項目「3」を参照）。その承認を解くために、人々の不満を増幅させる目的で、とりあえずしばらく堪え忍ぶということはやります。この場合の我慢は、信念対立の克服に目掛けて動いている過程で行うものであり、ただただじっと耐えているわけではありません。

信念対立解明アプローチで行わない我慢は、ひたすら耐えることがゴールになるようなやり方です。我慢することと自体が目標になると、ごねた者勝ち、滅茶苦茶やった者勝ちになってしまいますし、遅かれ早かれ信念対立の圧力であなたのほうが押しつぶされてしまいます。信念対立解明アプローチの目的は信念対立の解消ですから、我慢することそのものが目的になるようなタイプの我慢は手段として採用しないのです。

ではどうすればいいか。このような事例の場合、信念対立解明アプローチでは、組織のもっと上にいる人たちに掛け合って異動させてもらってもよいし、スマートフォンや携帯電話で映像や音声で記録して職場の倫理委員会に訴えてもよいし、証拠として残しておいて民事責任や刑事責任を問うてもいいし、アホなふりして適当にやりすごしてもいいし、怒鳴り合いのケンカをしてもいいし、理路整然とした態度で堂々と対峙してもいいし、不運だったと思って他の職場に転職してもいいし、この機会に思い切って独立して起業してもいいし、とにかくあの手この手を使って信念対立を克服していくことになります。

また信念対立解明アプローチでは、上司の「部下たちは自分に絶対に逆らってこない」という疑義の余地なき確信（認識／行為）を、突き崩していくことになります（京極 2011）。暴言や暴力を振るう上司は、自分がどんなに滅茶苦茶やっても周囲が逆らってこないと、暗黙のうちに思い込んでいるものです。人間は、殴ったらすぐ殴り返してくる相手には、怖くておいそれと手出しができません。それにもかかわらず部下に対して傍若無人に振る舞えているのは、上司が部下に滅茶苦茶やっても逆らってこないと舐めきっているからです。信念対立解明アプローチでは、この確信（認識／行為）が揺らぐように働きかけていきます。

たとえば、上司の権力乱用は周囲の人々の公式・非公式の承認によって支えられていますから、周囲の人々の不満がさらに増幅するように、愚痴の応酬になるようさりげなく働きかけ、上司の暴言、暴力に耐えてきた人々のなかから造反する人間を少しずつ増やしていくのもよいでしょう。あるいは、上司よりもさらに上の上司に実情を伝えて問題意識を共有していき、上司の権限を何らかのかたちで制限してもらうのも手かもしれません。そういう事態にいくつか遭遇すれば、上司も「部下たちは自分に絶対に逆らってこない」という確信に疑問を持ちはじめる可能性がありますから、権力の滅茶苦茶な乱用にちょっとずつ歯止めが利くかもしれません。

あるいは、権力の承認から崩すなんてやっていられない、もっと正々堂々とやりたいと思う人は、いろいろなルートから上司が価値を置く関心事を把握していき、「部下に対して暴力を振るったり暴言を吐いたりしていたら、あなたが最も大事にしていることは手に入れられなくなる」などと伝えるとよいでしょう。上司が重視する関心に「昇進」があるならば、「部下への暴力、暴言は昇進の足かせになりますが、それはわかっているのですか」などと伝えるわけです。または、あなたの同僚のように「態度が悪い！」と足を蹴られたら、すくっと立ち上がって「仕事中に二度と邪魔しないでいただきたい」などと言ってみるのもよいでしょう。

なお、こういうことは、二人きりのときにやらないようにしてください。誰もいないところでやると、上司が得意とする権力乱用の余地を残しますし、他の部下に対しては絶対に逆らってこないという確信を持ち続ける可能性があるからです。だから、周囲の人々が権力者に不満を持っている状態を前提にしながら、正面から理性的に正論で対峙していくのです。そうすることによって、上司の暴言、暴力を支えているであろう「部下たちは自分に絶対に逆らってこない」という疑義の余地なき確信を、そぎ落としていける可能性が確保されると思われます。

もしかしたらあなたは、「そんなことできないよ」と思うかもしれません。でもね、そう言ってうじうじ我慢しているほうが、結果としてまずい状態になる可能性もあるんですよ。じくじく我慢しているうちに、あなたのほうが潰れてしまうかもしれないからです。一度しかない貴重な人生が、暗愚な上司のためにどうしようもなくなってしまっては身も蓋もありません。信念対立解明アプローチの観点からいろいろやってみて、それでも駄目なら他の職場に移ればいいんですから、ひたすら我慢し続けるのはやめましょうね。

◉一言ポイント◉

権力を乱用する上司には、「部下たちは絶対に逆らわない」という疑義の余地なき確信（認識／行為）をそぎ落とすよう、慎重に行動せよ

16　お互いのためにリスクコントロールだけはしっかりやっておこう

■相談――27歳、患者、整形外科通院中

ここだけの話ですけど、私は担当医とつきあっています。最初は「素敵な方だなぁ」と思う程度だったんですけど、だんだん異性として気になりはじめて、私のほうから携帯のメールアドレスを教えて個人的に連絡するようになりました。病気のことだけでなくプライベートなやりとりもするようになって、先生も私のことが気になりはじめた感じがしたので思い切って告白したら、ＯＫをもらえました。でも先生には奥様とお子様がいて、いわゆる不倫関係なんですよね。私は振り向いてもらえただけで嬉しいので別れたいとは思っていませんが、先生のほうは「医師としてやってはいけないことしている」「ひとりの人間としても最低だ」「知られたら職を失う」などと言っているので、かなり葛藤があるみたいです。でもお互いに「好き」って想いが強いので、駄目だとわかっていても別れることなくつきあっています。どうしたらいいですか。

■解明

この相談は二つの信念対立を抱えています。具体的には、不倫関係、そして患者さんと医師（あるいはメディカルスタッフ）の恋愛関係です。普通は両方ともタブー視される関係ですが、バタイユ（2004）が「タブーは犯されるために存在している」と述べたように、禁止されているからこそ強い魅力を感じてしまう、というのも人間の本質のひとつだと思われます。ところが、禁断の恋愛は、タブーを犯しているからこそ信念対立の巣窟になってしまい、心楽しめない可能性が高いでしょう。しかし過酷な禁断の恋愛でも、楽しく生きるために信念対立解明アプローチでできることがあるだろうと思います。まずは不倫関係から考えていきましょう。

基本的に、不倫などすることなく生涯を終えられるなら、最も素敵だと思います。なんだかんだ言っても不倫はタブーを犯すために過酷な信念対立の宝庫になりますから、心楽しいことよりも苦しいことのほうが多い可能性が高いからです。

したがって、結婚生活は可能な限り、不倫することなくまっとうできたほうが良いに決まっています。ところが、不倫といえども恋愛の一種です。恋愛は自然現象のような側面がありますから、結婚しているかどうかに関係なく突然やってきます（池田 1999）。しかも恋愛には狂気性が伴います（竹田 1993）。恋愛の狂気性とは、恋い慕う感情がきっかけになって、世間一般の常識から逸脱した行為に走る力のことです。たとえば、一目惚れした男（女）のために命を賭けるような行為が、恋愛の狂気性に該当します。恋愛の狂気性は、一般常識、社会規範、義務、道徳といったものと鋭く対立する本質を持っています（竹田 1993）。したがって誰にでも、結婚しているからといった理性的な理由だけでは、込み上げる恋愛感情を封じられなくなる可能性はあります。つまり、頭では不倫なんてしないほうが良いとわかっていても、やってしまいかねないところに不倫のポイントがあるのです。

　万が一、やむにやまれず不倫をしてしまったら、誰にもバレないように配慮するという条件のもと、恋愛感情が冷めるまで不倫関係を楽しむしかないだろうと思います。不倫は配偶者に対する裏切り行為ですから、後ろめたさに悩むかもしれません。また、不倫には社会的制裁を受けるリスクがありますから、強い不安にさいなまれるかもしれません。それは真っ当な感情だと思います。しかし、人間にとって最も大切なことは、他人に不可避な迷惑をかけない範囲で心楽しく生きることです（本章の項目「2」を参照）。なので、後ろめたさや不安に苦しみつつも、起こったことは仕方がありませんから、せめて危ない関係を心楽しむようにしましょう。逆にいえば、ジレンマが伴う不倫関係を少しも心楽しめないようなら、できるだけ速やかに関係を解消したほうがいいと思います。リスクばかりで得るものがないからです。

　また、あなたのように不倫関係がまだ誰にも知られていないならば、二人の秘密は死ぬまで守り抜くようにしてください。人間にとって一番重要なのは心楽しく生きることですけれども、それはあくまでも他人に迷惑をかけない限りにおいてです。不倫関係が他人に知れると、配偶者の権利を侵害していると明るみに出ますし、自身に対する他の人々の信頼を傷つけることになります。あなたとお相手との密かな楽しみはたたきつぶされ、社会的責任を取るように要請されます。不倫関係はタブーを犯しているわけですから、バレたら周囲からの徹底批判を避けられません。そうなったら、あなたと相手だけでなく、周囲の人々も心楽しくなくなります。だから、配偶者や周囲の人々の信頼を暗に裏切ったことに対する最大の償いとして、せめて二人の関係は死ぬまで秘密にしましょう。

　ところが、患者さんとメディカルスタッフの恋愛関係に関しては、本人たちが楽しければよいとはいえないんですよね。というのも、それがたとえ二人だけの秘密であったとしても、患者さんにとって有害な結果をもたらす可能性を排除しきれないからです。たとえば、AMA Code of Medical Ethics（American Medical Association 2013）では、患者さんと医師の性的関係あるいは恋愛関係は、医師と患者の治療関係の目的を損ない、医師の客観的判断を鈍らせることから、最終的に患者さんにとって有害なものになる可能性がある、と指摘しています（なお、医師と患者の性的関係は、恋に落ちるときに生じる可能性が高いという報告〈Gartrell et al. 1992〉もありますから、以下ではさしあたり性的関係と恋愛関係は分けずに扱います）。不倫関係でも治療関係を前提にした恋愛関係でも、それ自体は自然現象の一種ですから別に良くも悪くもありませんが、他人に迷惑をかけるとなると話はまったく別です。

AMA Code of Medical Ethics は患者さんと医師の関係に限定していますが、この指摘はメディカルスタッフ全般に通じるものであると考えられます。というのも、すべてのメディカルスタッフは患者さんへの治療という目的のもとで関係性を築いており、狂気性が伴う恋愛感情によって妥当な判断を損ねる可能性を持っている、という点で共通項があるからです。つまり心楽しさの追求には、他人に不可避な迷惑をかけない範囲で行うという条件がついていますが、患者さんとメディカルスタッフの恋愛関係はこの条件に抵触する可能性があるのです。したがって、AMA Code of Medical Ethics では、少なくとも患者さんとメディカルスタッフは恋愛関係を開始する前に治療関係を終了しておく必要がある、と述べています。私も信念対立解明アプローチの観点から考えても、患者さんに有害な結果をもたらす可能性があることから、AMA Code of Medical Ethics の指針は妥当な内容だろうと思っています。

では、あなたのように、治療関係を前提に恋愛関係がすでに始まっている場合はどうすればいいか。お相手のメディカルスタッフには基本的に、自分への関わりや治療構造に原因があるかを検討してもらったり、あなたへの恋愛感情が他の感情ではないかと検討してもらうように促したりしながらも、できるだけ速やかにあなたの担当から外れるようにしてもらうとよいと思われます（成田 2007）。その際、周囲に説明する理由としては、馬鹿正直に「恋愛関係だから」と言うと、あなたの場合は不倫関係でもありますから、職を失いかねません。だから、「最近、担当が多いから」とか、「ちょっと苦手な患者さんだから」などと適当な理由をつけて言ってもらうようにしましょう。あなたのほうは担当医（メディカルスタッフ）との恋愛関係を継続することは、あなた（患者さん）の治療を行うという本来の医療の目的を損ねるばかりか、むしろあなた（患者さん）にとって有害になる可能性もあると十分に理解しておくようにしましょう（成田 2007）。つまりあなたのようなケースでは、恋愛関係をそのまま続けるデメリットも納得したうえでつきあっていくべきです。リスクを受け入れることなく、後から「こんなはずじゃなかった」などと騒ぎたてるのは、下品を通り越してただのアホだと思われてもしょうがないですよ。

不倫関係も、治療関係を前提にした恋愛関係も、できればやらないに越したことはありません。しかし恋愛は自然現象でもありますから、結婚関係や治療関係などとは無関係に突然やってくるものです。正直、このような恋愛はタブーに挑んでいるぶん切なく苦しいところがあると思いますが、その関係を悔やんでも楽しんでもいずれ死ぬときは来るのですから、ならばいっそうのこと心楽しく生きられるように努力するほかないと思います。そのためにも、不倫関係を死ぬまで秘密にしたり、治療関係を前提にした恋愛関係では相手の医師に担当から外れてもらったり、デメリットも理解しておくなどして、リスク・コントロールだけはしっかりやっておきましょう。

◉一言ポイント◉
禁断の恋愛は信念対立の宝庫なので、リスクコントロールだけはしっかりしておくべし

17　説明を求めるのは自由である

■相談――67歳、患者、回復期リハビリテーション病棟入院中

作業療法で新聞をちぎったり、趣味のパソコンしたり、料理したりしているんですけど、これ、何のためにやっているのかよくわからないんですよね。看護師さんは「作業療法って楽しそうね」って言ってくるんですけど、こっちは病気で身体が動かなくなってわらにもすがる思いでやってるのに、作業療法なんかやってて大丈夫なのか不安になってきますよ。だって、新聞ちぎってどうなるの？ この手が動くようになるの？ パソコンは今後の生活を考えると確かに必要だけど、退院したら好きなだけやるから今はちゃんと治療してほしいよ。料理だってそうよ。確かに作業療法士から「何をしたいですか？」と聞かれたときに「料理」とは答えたよ。でもいつするかって、今する必要ないでしょ。こっちは治療するために入院してんだから。作業療法だけはもう本当に、何のためにやってるのかよくわからない。だけど聞けない

んですよね。イライラするばかりです。

■解明

メディカルスタッフとの信念対立に苦しんでいる患者さんは少なくありません。河野（2013；河野・京極 2013a）によれば、患者さんは現状に対する不満、作業療法士に対する不信感、患者さんの立場の弱さという条件が整ったときに、信念対立を体験しはじめる可能性があります。

河野ら（河野・京極 2013a）によると、現状に対する不満には、疾病・障害によってもたらされた不自由さ、疾病・障害からの回復の滞り、治療によって生じる苦痛、現状と未来に対する悲観的見通しなどが含まれています。また、作業療法士に対する不信感は、患者さんの病苦への無理解、治療技術の未熟さ、治療の首尾一貫性のなさ、専門性が不明瞭などによって生じると論じられています。さらに患者の立場の弱さは、患者さんと作業療法士の間にあるヒエラルキー、知識の非対称性、周囲の期待からくるプレッシャーなどが含まれています。

つまり、患者さんの信念対立は、疾病や障害からくる生活のしづらさなどの体験から現在の状態に不満を持ち、生活のしづらさに対する理解のなさなどによって作業療法士に不信感を抱き、作業療法士と患者さんの間に権力関係などがあり、自身の弱い立場を実感したときに発生すると考えられるのです。しかも信念対立を体験した患者さんのうち、約90％が信念対立の増強を経験しています（河野 2013）。つまり、患者さんの信念対立は珍しくないうえに、それがいったん生じるとかなりの高確率で悪化しているのです。

さらに、河野ら（河野・京極 2013a）は、信念対立を体験した患者さんは自責、衝突、失望などの帰結に至ることを示しています。自責とは、作業療法士との信念対立によって混乱したことに対して申し訳なく思うなどの状態です。衝突とは、作業療法の内容に不満があって作業療法士に対して怒りをぶつけ、治療の拒否などにつながる状態を示しています。失望とは、作業療法の内容に不満を持ちながらも我慢しているうちに、事態の改善をあきらめて心を閉ざしてしまうような状態です。この研究では、信念対立を克服して自責、衝突、失望に陥らなかった患者さんは少なく、約55％の患者さんが信念対立の結果、こうした状態に陥っていることが明らかになっています。

当然メディカルスタッフは、患者さんが自責、衝突、失望などの信念対立の帰結に至らないように配慮する必要があるものの、信念対立はお互いの関係性によって生じることから、患者さん側にも対策が必要です。これまでにもメディカルスタッフ（河野の研究では作業療法士）は、患者さんとの治療関係を良好にするために、コミュニケーションの技術を習得したり、インフォームドコンセントやシェアード・デシジョン・メイキングなどの意思決定の理論を学んだりしているものの、それでもなお患者さんは信念対立を体験しているのです。したがって、患者さんとメディカルスタッフの信念対立は、一方の創意工夫によって乗り越えられる問題ではないと考えたほうがよいと思われます。

河野らの研究（河野・京極 2013a）では、信念対立をうまく低減している患者さんには、理解できないことは質問する、直接意見を聞いている、他の人たちと話すようにしている、などの特徴があると示されています。つまり、患者さんは信念対立が生じたら、我慢し続けるよりもきちんと対話したほうがいいというわけです。あなた（患者さん）は、「聞けないんですよね」と言っていますが、信念対立を克服するためには、作業療法士に「何のためにやっているんですか？」「これを行う理由は何ですか？」などと思い切って聞いたほうがよいのです。それによって、あなたのイライラも、いくぶん解消されると期待できます。

このように書くと、「聞けるならとうの昔に聞いておるわ！」などと思われるかもしれません。確かに河野らの研究でも、作業療法士に質問したり意見したりすると患者さんが申し訳ないと感じたり、不利益になるようなことされるのではないかと懸念したりする、という結果が報告されており、患者さんとメディカルスタッフの関係には、聞きたくてもなかなか聞けない事情があるのだろうと思われます。

しかし仮に、「聞きたくてもなかなか聞けない事情がある」という認識そのものが錯覚だったらどうでしょう。「そんなことない！」と思うかもしれませんが、「先生に質問したり意見したりするのはよくない」と根拠なく思い込んでいるがゆえにあなたのイライラが生み出されている可能性は、現在のところそうでない可能性と等価の確率でありうるのです。なぜなら、「先生に質問したり意見したりするのはよくない」と言えるかどうかを、実際に確かめたわけではないのですからね。

特に、信念対立中は怒り、恐怖、葛藤、不安、苦悩、失望、罪悪感、無力、孤独、不満などのネガティブな感情体験の処理に知的リソースが食いつぶされて、根拠のない思い込みがネガティブな方向に強くなってしまう可能性があります（本章の項目「7」を参照）。つまり、信念対立していると、悪いほうへ悪いほうへ思い込みが強くなってしまう可能性が高まるのです。ですから、確実に確かめたわけではないことは「かもしれない」程度に思い定めておき、悪い予想はいったん脇に置きながら、気軽に「何のためにやっているんですか？」「これを行う理由は何ですか？」などと聞いてみるとよいでしょう。肩の力を抜いて聞いてみると、意外に納得できる説明を受けられると思います。普通メディカルスタッフは、患者さんに害を与えないというルールのもとで動いてますからね。

どうしても直接聞きにくい場合は、ご家族や医師・看護師などのメディカルスタッフに頼むとよいと思います。その際、後で気まずくならないようにするために、「これやるとどんな効果があるんですか」とか、「興味があるのでやる理由を知りたいなぁ」などと言うとよいかもしれません。ある程度、前向きなニュアンスを込めて頼めば、後で気まずい思いすることなく欲しい情報が得られる可能性を確保できると思われます。ただし、人づてで聞くとニュアンスがしっかり伝わらなかったり、仲介者の解釈が混じった情報が入ってきたりしますから、受け取り方に注意が必要です。第三者を介した情報収集は、あくまでも直接確認した情報ではないから間違っているかもしれない、という感覚で受け取るようにしましょう。そうでないといらぬ誤解を生んで、さらにイライラするという結果にもなりかねません。

信念対立は放っておいたらどうにかなるような問題でもありません。患者さんだからといって我慢することだけはやめましょう（本章の項目「15」を参照）。

◉一言ポイント◉

わからないことがあったら気楽に聞いてみよ

18　グズグズすることも必要である

■相談――48歳、看護師、整形外科

4月から新しく入ってきた中堅の看護師さんがいるんですけど、自己主張が強くて、自分の思いどおりにならないと周囲に不平不満を言い続けて振り回してきます。私は主任看護師として彼女がこの病院に馴れるまでの相談係についたのですが、これがもうストレスでたまりません。たとえば、「私が考える看護ケアと違う」「医師と看護師の連携が悪すぎる」などといった実践に関することから、「前の病院とはやり方が違う」「この病院の給与は低すぎる」などのように元々わかりきった内容に至るまで、とにかく不平不満がひどいんです。最初は私も聞いていたんですが、そのうち気分が滅入ってきました。私に言えないときは他の看護師に不平不満を言いまくるので、私の悩みは皆で共有できている状態です。だけど、公式には私が相談係なので、もっと頑張らなければならないと考えています。彼女の態度が変わるのが先か、私が潰れてしまうのが先か。つらいけど私がやらなければと思っています。

■解明

信念対立は構造的に、二項対立図式で思考すると克服できません。二項対立図式で考えると、二つの選択肢を前提にするしかなくなります。あなたの例でいえば、「彼女の態度が変わるのが先か、私が潰れてしまうのが先か」というようにです。この思考には、これ以外の選択肢の可能性を考慮する余地がありません。つまり、この二つの選択肢の対立は動かせなくなり、信念対立を克服できる可能性が失われてしまいます。信念対立は二項対立図式で考えると、持続したり激化したりすることはあっても、克服できることはないのです。

あなたが信念対立から抜け出すためには、「彼女の態度が変わるのが先か、私が潰れてしまうのが先か」という発想を根こそぎ変える必要があります。つまり、それ以外の選択肢を考慮できるような状態を作り出していかなければならないわけです。そのためには、発想を二項対立的に縛っているヘソの緒から解体する必要があります。それによって発想が自由になり、AとBのどちらかしか目掛けられない状態から、AもBもCもDもEもFも目指している状態へと、シフトチェンジしていくと期待できます。

では、このケースであなたの発想を縛っているヘソの緒は何か。おそらく、あなたは相談係という役割によって、「彼女の態度が変わるのが先か、私が潰れてしまうのが先か」という発想から抜け出せなくなっているのではないでしょうか。これは、「私が相談係なので、もっと頑張らなければならない」とか、「つらいけど私がやらなければ」などといった発言から推察することができます。

役割は、時間と場所を手に入れるために欠かせません（Kielhofner 2012）。このケースでは、あなたが整形外科病棟で一定の〝時間〟働けるのは、看護師という役割があるからです。その役割がないと、あなたは整形外科病棟という〝場所〟で一定の時間を働いて過ごすことはできなくなります。私たちは役割がないと、時間と場所にしっかり結びつくことができません。他方、役割は私たちの確信（認識／行為）を強く縛る働きもあります。たとえば、挨拶ひとつとっても役割の内容によって変わってきます。看護師という役割なら患者さんに快活に挨拶するかもしれませんが、患者さんという役割なら、看護師に元気なく挨拶するかもしれません。役割は振る舞い方に対する期待（Kielhofner 2012）を含むので、私たちの言動を縛り上げる働きがあるのです。

あなたの場合、相談係という役割が、不平不満を言い続ける中堅看護師に対する対応の仕方を狭めていると考えられます。相談係には、困ったことがあったらしっかり聞いて対応する役割が付与されているでしょうから、周囲を振り回す看護師に向き合い続ける以外の対応を実質的に奪うものになるからです。そのため、あなたは「彼女の態度が変わるのが先か、私が潰れてしまうのが先か」といった狭窄した発想に陥ってしまったと考えられます。したがって、この発想を広げるには、役割意識から抜け出す必要があるといえるでしょう。

では、そもそも役割とは、自分が潰れてしまうまで死守しなければならないようなものなのでしょうか。役割は、社会関係を円滑にするために必要な振る舞い方のルールのようなものです（Kielhofner 2012）。医師は医師として、看護師は看護師として機能するために、役割の内面化が求められるわけです。ヘルスケア領域ではこの役割に沿って機能すると、チームで患者さんの治療を行えるようになります。チーム医療は患者さんの治療の質を高めるために欠かせません。つまり役割は、何らかの状況のもとで、患者さんの治療の質を高めるという目的を達成するために割り当てられた役目であると理解できます。相談係という役割もそうです。新しく入職した中堅看護師が、看護師の役割を早く真っ当できるようになってもらうために、相談係という役割を持った看護師がフォローに入っているわけです。したがって、相談係という役割は、患者さんの治療の質を高めるという目的に照らして遂行の仕方を変える必要があります。

あなたが相談係という役割をまっとうするために、不平不満を言いまくる看護師の対応で潰れてしまうことは、患者さんの治療の質を高めることにつながるでしょうか。結論からいえばおそらく否です。不平不満をまき散らす看護師はあなたが潰れても健在なわけですし、他の看護師への被害も拡散するでしょうから、結果として患者さんの治療の質の低下を招く可能性があると考えられます。したがって、「彼女の態度が変わるのが先か、私が潰れてしまうのが先か」という仕方以外に、相談係という役割を遂行する方法を考える必要があります。

では、具体的にどうしたらいいか。私の提案はまず、グズグズ対応するとよいだろうというものです。相談係という役割を投げ出すと業務に支障が出るでしょうし、あなたが潰れてしまったら元も子もないでしょうから、そのどちらも回避するために、不平不満を言う看護師にはなるべく適当に手を抜きながら対応していくのです。「私が考える看護ケアと違う」「前の病院とはやり方が違う」などと言われたら、「はいはい」「まぁええんちゃうの」などと言って軽く受け流すのです。つまり、不平不満を言いまくる看護師に対する自身の反応性を極力低下させ、できる限りにおいて心を煩わせられないようにしていくのです。そうすると心理的な余裕が生まれるはずですから、たとえば自分の上司に対応を依頼するとか、相談係という役割を下ろさせてもらうとかなどの、それ以外の対応も取りやすくなるはずです。そうした次善の策につなぐために、まずはさしあたりグズグズ対応するとよいでしょう。

グズグズ対応する利点は、心理的余裕を生み出すほかに、中堅看護師の不平不満それ自体を減らすという効果も期待できます。というのも、もしかしたら中堅看護師は、あなたがしっかり反応するからそれにつられて不平不満を増幅させている可能性があるからです。つまり、中堅看護師の不平不満は、あなたとの関係性のなかで育まれていったかもしれないわけです。その場合、あなたがグズグズ対応するようになれば、中堅看護師の不平不満が増強する機会を失うことになり、結果としてお互いに楽になる可能性が確保されます。不平不満は聞くほうも言うほうも何かしらつらいわけですから、これは一石二鳥です。したがって、ここは自信をもってグズグズしてみましょう。グズグズしたくない人もいるかもしれませんが、一度きりの人生、信念対立なんかで台無しになるよりはよいではないですか。

◉一言ポイント◉

信念対立でにっちもさっちもいかなくなったら、とりあえずグズグズしてみることも大切な対応なり

19　無能な上司から脱却しよう

■相談——50歳、理学療法士、リハビリテーション科

私は厳しい上司というイメージが強いらしく、部下たちから避けられているところがあるんですよね。

たとえば、昼休みに会議が終わって部署に戻ると、急にみんな黙り込むんですよ。内心では「おいおい！何で急に黙るんだよ」と思うのですが、上司の立場でそんなこと言えるわけもなく、妙な沈黙が続く状態のまま業務につくことになります。ほかにも、院内の勉強会で私が発言すると皆が黙ってうつむいてしまい、活発なディスカッションにならなかったり、患者さんの治療について質問すると、おどおどした様子でまともに説明できなくなったり、とにかく部下たちが私に遠慮している状態が続いています。確かにたまに厳しく注意することはありますが、別に憎くてやっているわけでもないですし、もっと楽しくやりとりできる状態になってほしいと思っています。

■解明

部下が上司を避けているときは、上司の部下に対する態度が厳しすぎることのほかに、部下から無能な上司であると判断されている可能性を考慮する必要があります。というのも、部下は上司が多少厳しくても、仕事の本質から外れない範囲であればやりがいを見いだし、むやみに避けるようなことはしないだろうと予測されるからです。無能な上司には、仕事の本質から外れたところで権力を振るう、という特徴があるように思います。それによって、部下は仕事を負担に感じるようになって離れていくのです。

では、仕事の本質とは何か。これを理解するにはアレント（1994）の洞察が役立つと思うので、その議論の要諦を確認しましょう。アレントは人間の生活を、「労働」「仕事」「活動」に区分しています。「労働」とは、人間の生命維持に欠かせない営みです。つまり、労働は人間の生活を支える営為であり、それがないと生活それ自体が成り立ちません。ところが、労働は人間を生きるために必要な営みに縛りつけるため、そこに自由がありません。本章の項目「2」でも論じたように、人間の欲望は自由を目掛けますから、労働からより自由の可能性が確保された営みへと展開することになります。それがアレントのいう仕事です。「仕事」は、労働の生産性を高めるようなさまざまな工夫を蓄積していき、人間的自由の幅を広げていくような営みです。つまり、人間は仕事によって労働の効率を上げていき、労働以外の営みに自由に取り組める可能性を確保し、生活を豊かにしていくのです。最後の「活動」は、人間的自由が確保された営みです。つまり活動は、人々の自由な言論、自由な行為の領域であるといえます。アレントは、人間にとって労働よりも仕事、仕事よりも活動が優位にあると述べました。その理由は、人間性が本来的に自由を目掛けるからです。

したがって、以上の議論を踏まえると、仕事の本質とは、さまざまな工夫を通して労働の生産性を高めていきながら、労働以外の自由な活動（言論、行為）に取り組める可能性を確保していくことだ、といえそうです。そう考えると、有能な上司とは、部下の仕事の生産性が高まる条件を作り出す人だ、といえるでしょう。たとえば、部下たちが毎日のように時間外労働しないと担当の患者さんのリハビリテーションを終えられない状態があるならば、仕事の整理を行って、質を担保しながら効率よくリハビリテーションを行えるシステムを作り出せる人が、有能な上司だといえるでしょう。また、医師や看護師などの他職種との連携が悪くて、部下たちが患者さんの退院支援で苦労している状態が続いているならば、他職種との調整を行って連携がスムースにできるようにしていける人が、有能な上司だと見なされるでしょう。そうした取り組みによって、部下の労働の効率が上がって、人間らしい自由な活動に取り組める可能性を確保しやすくなるからです。

逆にいえば、無能な上司は、人々の仕事の効率を落とし、労働以外の自由な活動に取り組める時間を減らすという特徴があるといえます。つまり、部下を労働に縛りつけるような上司だと、部下から無能な上司だと見なされる可能性があるわけです。具体的にいうと、ある看護師は、上司の看護師長に書類の判子《はんこ》を押してもらったら後日その看護師長が書類を手にして、「私は判子を押していない！　あなた勝手に私の判子を押したでしょ！」と激怒しながら詰め寄ってきたと言っていました。しばし押し問答したのち、改めて書類を印刷して判子を押し直すことになりました。また、ある理学療法士は、上司から「患者さんの治療について相談しなさい」と言われたのでそうしたところ、「自分で考えろ」「勉強不足だ」「患者さんが可哀想だ」などとなじられました。面倒くさいので相談しないでいると、上司から「社会性がない」「チームの連携を邪魔している」などと怒られたそうです。二人ともそろって、「今に始まったことではない」と深くため息をついていました。こういう上司は、部下の仕事の生産性を奪い労働に縛りつけるわけですから、無能な上司だといえます。

無能な上司は、部下の仕事の質を高めるどころか、下げることに貢献します。上司が自分で判子を押したのに勝手に押したと疑われた看護師や、上司に相談してもしなくても怒られる理学療法士の身になってください。上司は妥当な判断を行ったつもりかもしれませんが、こんな意味不明な命令を出されたほうはやりきれない気分になるはずです。それが日常的に続くわけですから、部下たちの仕事を遂行する能力がアンダーアチーブすることはあってもオーバーアチーブすることはあり得ないでしょう。そして、そのわりを最終的に食うのは、例外なく患者さんです。ヘルスケア領域は分野を問わず、必ずそうなります。あなたは部下に厳しすぎる可能性を懸念していますが、同時に部下から無能な上司だと見なされている可能性を懸念したほうがいいかもしれません。有能な上司なら、多少厳しくても部下は無視したりしないと思われるからです。

そのため、まずは部下に対して、仕事の本質から外れたところで権力を振るっていないか、という観点から自身の仕事ぶりについて検討するようにしましょう。具体的には、部下の仕事の生産性を低下させるようなことはやっていないか、部下が労働以外にも自由な活動に取り組める機会を奪っていないか、などの観点から自身の振る舞いを反省してみるのです。それによって、もし思い当たるところがあれば、事態を変えるためにより良い職場環境を構築するようアイデアをひねり出していきましょう。たとえば、部下が仕事以外にも生活を豊かにする自由な活動に取り組めるようにするために、現在の職場がどのような状況になっているのか、部下たちの仕事の生産性を高めるために工夫できる方法はないか、などの観点から問い直すと、より良いアイデアを紡ぎ出しやすくなると思われます。アイデアが見つかれば、あなたの権力を活かして、部下たちの仕事の生産性が高まるよう実際に職場環境を変えていきましょう。

しかし、そう内省しても仕事の本質に反したことはしていないと思うなら、ちょっと厳しすぎるのかもしれませんので、部下たちに「厳しすぎたらごめんね」などと素直に言ってみましょう。有能な上司からそう言われたら、部下たちも心許してもう少しあなたを受け入れてくれるかもしれません。上司が部下に率直な気持ちを伝えることは悪いことではありませんよ。

え？　単に内省力がないために自分の無能さに気づいていない場合はどうしたらいいかですって？　そのときは、耳の痛いコメントでも遠慮せず言ってくれる人からアドバイスをもらいましょう。そういう人も思い当たらないときは、自身が無能な上司である可能性を念頭に置きながら、多少なりとも周囲に配慮するようにしましょう。それだけでも随分、無能っぷりが改善すると思いますよ。

◉一言ポイント◉

部下が人間らしく生きられるために、仕事の生産性を高めていくべし

20　解明は普段の生活に融合していこう

■相談――39歳、医師、総合診療科

以前から信念対立解明アプローチに関心があって、患者さんやご家族、メディカルスタッフとの間で生じたトラブルの対処で活用しています。私の経験だと、信念対立解明アプローチを使った後でも、同じような信念対立が繰り返し生じてくるんですよね。先日も、患者さんとご家族の間で生じた信念対立をどうにかこうにか解明してうまく取り持ったかなぁと思ったんですけど、後日また同じことで信念対立していました。信念対立解明アプローチを使っていても、毎日のようにあちこちで信念対立を体験しています。信念対立解明アプローチを適切に行えると、信念対立ってスキッと終わらせられるのではないかと思うのですが、やっぱ自己流なのでうまくできていないのでしょうか。

■解明

信念対立は人間がいる限りにおいて、どれほどうまく対処してもいくらでも再燃するし、新しい信念対立も生じると考えられます（京極 2012）。信念対立は、疑義の余地なき確信（認識／行為）が通じないと生じる問題ですが、すべての人間が大なり小なり何らかの疑義の余地なき確信（認識／行為）に取り憑かれているからです。そのため信念対立は、人間が生きる過程で生じる問題となり、どこでどう対処しようとも信念対立から無関係でいることはできなくなるのです。

したがって、信念対立の悪影響を減じるためには、あなたの暮らしに信念対立解明アプローチを織り交ぜていく必要があります。普段の暮らしのなかに信念対立解明アプローチを融合させ、暮らしのなかで生じる信念対立に対して、その都度うまく処理していくのです。それにより、信念対立によって体験する怒り、恐怖、葛藤、不安、苦悩、失望、罪悪感、無力、孤独、不満などのネガティブな感情に振り回されることなく、快活に暮らしていける可能性を確保できます。

普段の生活に信念対立解明アプローチを融合させるコツは、「気軽にやってみる」ことです。「信念対立解明アプローチするぞ！」と意気込むと、緊張を生み出し、普段の生活に織り交ぜることはできません。日々の一瞬一瞬で信念対立解明アプローチを何気なく遂行するためには、呼吸したり、寝転んだり、食事したりするのと同じぐらい気軽に、信念対立解明アプローチを取り入れる必要があります。正しくできたか、適切に遂行できたか、といった価値判断はいったん保留し、信念対立解明アプローチの観点をとりあえず織り交ぜてみるのです。そうやって気軽にやっているうちに、生活のなかに信念対立解明アプローチが溶け込んでいくことでしょう。

信念対立解明アプローチの最も簡単な使い方のひとつに、「どういう状況なのか」「どんな目的なのか」「目的にかなった方法なのか」を考える、というものがあります（京極 2011）。信念対立は状況、目的、方法のいずれかの自覚ができていなかったり、共有できなかったりすると生じるからです。

状況を自覚するには、今起こっていることに意識を向ける必要があります。たとえば、患者さんとの間で信念対立したら、今実際に起こっている事実にしっかり意識を向けるのです。すると、「言葉が足らず誤解を招いた」とか、「患者さんの話をしっかり聞けていなかった」などといった状況に気づくはずです。そうやって自他を取り巻く状況に気づけたら、次に状況の共有化を図ります。状況を共有するには、自分が気づいた状況をうまく言語化し、他人に伝える必要があります。たとえば「私が伝えたいことが十分伝わっていないように感じるので、もう一度説明させてください」などと言ってみるのです。言語化のコツは、他人に理解しやすい言葉を選ぶことです。方言がきつい地域では、方言を取り入れたりするなどの工夫も必要です。わかりやすい言葉で言語化することによって、自他の間で状況理解が深まり、共有が促進されることでしょう。

目的を自覚するには、自分が大事にしている事柄の理由を考えるとよいです。たとえば、メディカルスタッフの連携を重視しているならば、その理由を考えるのです。すると、「患者さんの複雑な問題に対応したいから、チーム医療に価値を見いだしているのだ」とか、「マンパワー不足を解消したいから、メディカルスタッフの助け合いを重視しているのだ」などといったことに気づけるはずです。通常、私たちは「何のために」と大上段に問われると言葉に窮しがちですが、ある事柄を重視している理由を問われると、案外答えられるものです。そうやって目的を自覚できたら、次に目的の共有化を図ります。目的を共有するコツは、状況と同様にわかりやすい言葉で言語化することです。それによって自他の間で共通目標が定まっていき、信念対立を越えて協力し合いやすくなるでしょう。また目的の共有化には、目的の言語化のほかに、その目的を持つに至った理由や経緯も述べるとよいです。たとえば、「患者さんの複雑な問題に対応したい」という目的ならば、過去にメディカルスタッフの連携不足で難しい病気を持つ患者さんの対応で失敗した経験がある、などの経緯を説明するのです。それによって、他人は目的に納得しやすくなったり、より妥当な目的の設定に向けて議論しやすくなります。その結果として、目的の共有化を促進しやすくなると期待できます。

最後に、方法の自覚と共有です。自覚のコツは、状況と目的に照らし合わせて、目的の達成に向けて妥当な方法になっているかどうかを問う、というものです。たとえば、病院でがん患者家族の心理的ケアを行いたいのに、がん患者家族と接する機会すらなかったら、いくら頑張っても目的を達成できませんよね。そうした場合、がん患者家族の心理的ケアを巡る信念対立が生じかねません。そこで信念対立を克服するために、状況と目的を考慮しながら、目的を達成するための方法の最適化を試みるわけです。たとえば、がん患者家族と医師がゆとりを持って話す機会を作るとか、医師が忙しければ看護師や作業療法士が、がん患者家族の気持ちに寄り添う時間を確保するなどの方法に変えればよいのです。それによって、状況と目的と方法がうまくフィットし、信念対立に陥りにくい状態を確保していけるでしょう。次に方法を共有するコツですが、これは状況と目的と同様にしっかり言語化するというものになります。その際、状況と目的も併せて説明しながら、目的の達成に向けて方法が適していると思う理由を述べたり、もっと妥当な方法がないかを問い合うようにします。すると、自他の間で目的達成に向けて方法を鍛え合うことができ、方法の共有化が促進されると期待できます。

もちろん、信念対立解明アプローチは信念対立に応じて使い方が変わるため、実際の使い方は上述した内容に限定されません（京極 2011：2012）。それは、本書で示した信念対立事例に対する私の応答をみてもわかると思います。ですが、日常のなかに信念対立解明アプローチを溶け込ませていくうえで、状況は何か、目的は何か、方法は目的達成に役立ちそうか、などといった観点を用いるのはやりやすいと思われます。その際、完璧にやろうと思ってはいけません。そんなことをすると、日常に信念対立解明アプローチを融合させにくくなり、絶え間なく生じる信念対立に対応できなくなってきます。したがって、日常に信念対立解明アプローチを織り込むときは、とりあえずやってみるぐらいの軽い気持ちで遂行するようにしましょう。信念対立解明アプローチは、完璧を目指すよりも継続していくことが大切なのです。

◉一言ポイント◉

信念対立は絶え間なく生じるから、日常のなかに信念対立解明アプローチを融合させよ

第2章　信念対立研究の動向

本章では、信念対立解明アプローチに関連する研究動向を、ルーツから最前線に至るまで概観していきます。第1章に比べて学術的なテイストが濃くなりますが、第1章で信念対立解明アプローチに関心を持たれた方や、信念対立解明アプローチの基礎・応用研究に関心がある方には、きっと面白く読んでいただけると思います。

1　現代社会の不調

(1)　信念対立とは何か

わが国では、信念対立という問題群が注目されつつあります。信念対立とは、人々の疑義の余地なき確信が通じない状態で生じる問題です（京極 2011）。疑義の余地なき確信とは、人々にとって火を見るよりも明らかな認識／行為です。つまり信念対立とは、自身にとって当たり前の考え方、感じ方、捉え方、やり方が当たり前に通じない状態で生じるトラブルといえます。

たとえば、上司が仕事で自らミスをしたのに、その責任を部下（あなた）に押しつけてきたとしましょう。おそらくあなたは「上司が部下に責任転嫁するなんて許せない！」と思うでしょうが、これは立派な信念対立です。そう思っている状態では、「自分の仕事のミスは自分でとるものだ。まして上司のミスを部下に押しつけるのはもってのほかだ」と信じて疑っていないからです。もちろん、そう思うこと自体が悪いわけではありません。私だって上司から責任をなすりつけられたら、喧嘩のひとつやふたつは平気ですると思います。

信念対立という問題の核心は、それがいったん生じると悪循環からなかなか抜け出せず、本来の目的を達成できなくなってしまうところにあります。つまり信念対立が起こると、人々はトラブルに足をすくわれてしまい、目的達成に向かって建設的に進んでいけなくなるのです。先の例でいうと、部下（あなた）は上司の態度にいらつくばかりで、本来の目的であるはずの「仕事の生産性を高めること」などが達成できなくなる恐れがあるわけです。

(2)　3・11以後と信念対立

最近、信念対立という用語は、いろいろな人がFacebookやTwitterなどのソーシャル・ネットワーキング・サービスで、「信念対立してしまった」とか「信念対立が起こるのは容易に予想できた」などと使用しはじめています。このことから、信念対立という問題群が着目されはじめた二〇〇三年頃に比べて、ずいぶん人口に膾炙《かいしゃ》したのではないかと思われます。

現代社会で信念対立がなじみの言葉になりつつある背景には、東日本大震災が影響しているのではないでしょうか。東日本大震災がきっかけとなって、立場の異なる人たちのあいだで激論が交わされるようになったからです。日本にはもともと、教育問題、少子高齢化、人口減少、縮小経済、格差社会、社会保障、赤字国債、政治不信などのテーマで信念対立が生じていました。これに加えて、3・11以後は原発再稼働、ボランティア、復興、改憲、除染、増税、貿易などのさまざまなテーマで信念対立が引き起こされるようになりました（西條ら 2014）。

たとえば、原発再稼働では、賛成派と反対派の対立があります。賛成派と反対派の両者が自身の主張に疑問を持っていないようであれば、この意見の確執は信念対立ということができます。賛成と反対という価値観は真逆であるため、疑義の余地がない状態でこの対立図式が成立している限りにおいて、信念対立を超えて建設的に協働し合える可能性はありません。信念対立化した原発再稼働問題は、賛成派と反対派の確執に終始し、「どういう条件が整えばエネルギー問題を克服できるか」という観点から建設的に議論が進まなくなります。

このように3・11以降は、被災者の生活支援はどうするか、除染はどうするかなど、さまざまなテーマで信念対立が噴出しました。信念対立が成立するとそれ自体がデッドロックになってしまい、結果としてどう議論しても先に進めなくなります。東日本大震災からの復興が遅々として進まないのは、信念対立によって行き詰まり状態に陥っていることも影響しているのではないかと思います。その不毛さは、多くの読者が共有しているところでしょう。

（3）現代社会の不調の正体

ヘーゲル（1998）が弁証法の観点から述べたように、対立は人間と社会の発展の原動力になることがあります。弁証法は「肯定→否定→否定の否定」という発達過程からなり、物事の変化を説明するための原理として示されました。つまり弁証法的対立には、矛盾する意見がぶつかり合う過程を通して、発展的に統合する特徴があるのです。そのため、弁証法的観点から対立をとらえると、対立は人間と社会の発展に不可欠な要素であると考えることができ、信念対立は「必要悪」なのではないかと理解することもできます。

たしかに、人間と社会の発展に結びつく限りにおいて、対立は有益でしょう。たとえば、増税を巡って激しく対立しても、その結果として莫大な赤字国債の低減につながるようであれば、それは有益な対立といえます。あるいは、改憲を巡って意見が対立したとしても、最終的に国家が国民の幸福と安全を守る方向に進む内容になるならば、必要な対立であるといえるでしょう。このように、立場の違う人たちが激論を交わし、それによって人間と社会が成長していけるのなら、どんなに素敵だろうと思います。そのような対立ばかりであれば、私もことさら問題になることはないと考えています。

しかし私の考えでは、信念対立と弁証法的対立は成立する次元が異なる確執です。というのも、信念対立は構造上、弁証法の特徴である「肯定→否定」から「否定の否定」へと発展しないからです。

たとえば、増税の賛成派は財政再建を主張し、反対派は負担増による生活苦を主張したとしましょう。弁証法的対立が成立する場合、生活必需品は非課税とする代わりに、高額な品物の負担を増やして税収を確保するなどの総合案が提出されることになります。弁証法は否定の否定、すなわち対立している者同士が合意できる第三の案に跳躍できる可能性が確保された確執だからです。

ところが信念対立が成立する場合、そうはなりません。信念対立は自身の確信に疑念を持たない状態で生じるため、第三の統合案へと進むことができません。先の例でいえば、増税の賛成派と反対派が自身の主張に疑問を持たないため、賛成／反対のフェーズから移行できず対立が繰り返されてしまい、そこから建設的に議論が進んでいかないのです。

現代社会の不調の正体はここにあります。信念対立は弁証法的対立と異なって、それが成立している限りは建設的な状態に展開していきません。信念対立とは明白な確信の根源的な矛盾であるため、そのフェーズで対立が成立している限りにおいて終わりがないからです。現代社会は多数の信念対立が噴出したことによって、さまざまな問題を建設的に克服していけなくなっています。この閉塞感に覆われた状態から脱するためには、現代社会に蔓延する信念対立を解消する必要があります。

2　信念対立研究の胎動

（1）現象学

ところで、本書の主題である信念対立という問題に初めてスポットを当てたのは、哲学者の竹田青嗣（2004a）です。竹田は哲学の難問である認識問題を信念対立という切り口から洞察し、現象学という方法によってのみ根本解明できる、と徹底的に論証しました。

竹田（2004a）によれば、信念対立は、異なる世界観を正当化した者がいるときに生じるという基本構図を持っており、突きつめれば生死をかけた戦いへと行きつきます（例：世界大戦、宗教戦争）。また竹田（2004a）は、人々が異なる世界観の正当性を確信している限りは信念対立を終わらせることはできない、と述べました。信念対立は正当性が起点になって生じる問題だからです。

そのため、現象学では信念対立を克服するために、正しい世界観があるという理解を逆転させて、なぜ正しい世界観があるという確信が成立したのかを問う、という思考法を原理的に方法化しています。これは「現象学的還元」と呼ばれます。ここでいう現象学的還元とは、確信成立の条件を解明するために自分の意識に生じる体験をよく振り返って考えて、他者にも共通するはずだと考えられる条件を抽出していく方法です。

たとえば、「正しい意思決定とは、患者さんとメディカルスタッフが相談し合いながら行うものだ」と確信したとしましょう。現象学的還元を行う場合、私たちが意思決定と呼んでいる事柄をいろいろと取り上げて、患者とメディカルスタッフが相談しながら行う意思決定とそうでない意思決定に違いがあるか、患者とメディカルスタッフの協同的な意思決定が正しいといえる要件は何かを内省して、他者にも妥当するであろう条件を抽出して記述するのです。

この方法の利点は、正しい世界観があるという考え方を前提にせず、特定の条件のもとで成立した確信だと考えるところにあります。正しさが特定の条件のもとでしか成立しないならば、その正しさは絶対化できず相対化されることになります。信念対立は疑義の余地なき確信が起点になって引き起こされるため、正しさの相対化は、信念対立が成立するフェーズを根本から解消することにつながります。現象学的還元には、信念対立の克服を目指す思考法としてアドバンテージがあるのです。

竹田は、認識問題＝信念対立の克服には現象学が最も進んだ原理であると論じた後、この原理を応用して言語論、身体論、欲望論、自由論などの領域で、独創と意義のある研究を発展させました（竹田 2001；2004a；2004b）。つまり竹田の現象学は、広く実存論に関する信念対立の克服に目掛けて研究が進んだといえるでしょう。

（2）構造構成学（構造構成主義）

その後、人間科学の信念対立を克服するために、心理学者・哲学者の西條剛央が、前述の現象学の方法を使って構造構成学（構造構成主義）を体系化しました（西條 2005）。人間科学の信念対立とは、人間を対象にしたさまざまな学問（生物学、心理学、教育学、医学など）の間で生じる確執です。西條は、信念対立によって人間科学の建設的な発展が制約されていると考えました。

そこで、西條（2005）は構造構成学を体系化するために、人間科学の信念対立の克服に役立ちうる科学論、意味論、価値論、認識論、存在論、構造論などの哲学の理路を吟味しながら融合していきました。具体的には構造主義科学論、現象学、一般言語学、構造存在論、欲望論などの理路を、人間科学の信念対立の克服という目的に照らし合わせて有機的に統合したのです。それによって、構造構成学は人間科学の信念対立を克服する可能性を確保しました。

構造構成学は非常に柔軟な体系であるため、その理路をひとことで説明するのは困難です。しかし、最新の研究成果を踏まえて私なりにひとことで表せば、構造構成学の理路は、現象・契機－志向相関・構造図式であるといえるだろうと考えています。現象・契機‐志向相関・構造図式とは、現象学でいう確信成立の条件の解明という発想をさらに進めて、確信は現象を通して契機‐志向に応じて構造化される、と考える方法です。

たとえば、「正しい」という確信は、ここでいう構造です。そして「正しい」という確信（＝構造）は、何らかの経験によって裏打ちされているはずだと考えるのです。一切の経験がなければ、ある事柄の正当性に関する確信を持ち得ないからです。この何らかの経験一般は、構造構成学でいう現象にあたります。では、現象から構造はいかにして構成されるのでしょうか。これに対する構造構成学の回答は、契機‐志向相関的に構成される、というものになります。つまり、現象からある事柄を「正しい」と確信（＝構造）するには、何らかの契機（状況、きっかけ、環境など）と、特定の志向（欲望、目的、関心など）の影響を受けていると考えるのです。

わかりやすくするために、殺人を例に考えてみましょう。一般に、殺人は「正しくない」と確信されているはずです。これは、平和な世の中であるという契機（状況）と、平和を維持したいという志向（関心）に応じて構成された構造です。他方、戦時中という契機（状況）と、戦争に勝ちたいという志向（関心）を持った人がいれば、殺人は「正しい」と確信されるでしょう。このように構造構成学は、確信成立の条件を解き明かすために、確信は現象を通して契機‐志向相関的に構成された構造である、と考えるのです。この現象・契機‐志向相関・構造図式は、確信成立の条件を解明するうえでかなり先進的な思考法である、と私は思います。

構造構成学が示した信念対立の克服の理路は、二〇〇五年に提唱されてからわずか数年で、さまざまな学問領域に応用されました。特に、ヘルスケア領域への応用は著しく、医学、看護学、認知症アプローチ、認知運動療法、臨床心理学、精神医療、医療社会学、エビデンスに基づいた実践、医療論、障害論、実践論、QOL理論、パターナリズム、インフォームドコンセント、良い医療判断法、本質観取、作業療法、チーム医療、アサーションなどの領域の理論的研究を促進することになりました（京極 2011）。ヘルスケア領域における構造構成学研究の初期は理論的研究が中心でしたが、徐々に助産学、職業リハビリテーション、ソーシャルワーカー、理学療法、指導医、社会福祉協議会、作業療法評価などの領域で、実証研究に取り組まれはじめました（京極 2011）。

最近では、構造構成学の開発者である西條が、東日本大震災を受けて構造構成学の原理を応用して、「ふんばろう東日本支援プロジェクト」というボランティア組織を立ち上げました（西條 2012）。このプロジェクトは課題を残しつつも、全体を通して大きな成果を上げたことから、構造構成学に対する注目を高めるきっかけになりました。しかし現在のところ、ふんばろう東日本支援プロジェクトを対象にした研究は非常に少ないため、ボランティア研究と構造構成学研究の発展のために綿密な研究が期待されるところです。

3　信念対立研究の最前線（二〇一一～一三年の主な研究）

（1）信念対立解明アプローチの勃興

さて、ヘルスケア領域における構造構成学研究は、二〇一一年に信念対立解明アプローチ（京極 2011）が体系化されたことによって、ひとつの転回を迎えることになりました。本書の主題である信念対立解明アプローチは、信念対立の対処に特化した理論として構築されました。この理論の特徴は、信念対立の解決ではなく、解明を目掛けるところにあります。解決とは、問題が成立した状態を前提にしたまま対策を考案し、実行する対処法です。一方、解明とは、問題が問題として成立しないようにしてから対策を考案し、実行する対処法です。

たとえば、解決の場合、医師と看護師が患者さんのケアを巡って信念対立したら、チームの責任者（多くの場合、医師の上司）が新しいケアの方針を決定することでしょう。あるいは、看護師同士の相性が悪くナースステーションの雰囲気が悪くなったときは、権力を持つ主任看護師が仲裁に入って解決しようとするかもしれません。しかし解明の場合、医師と看護師が患者さんのケアを巡って信念対立したら、意見が対立した理由をひもといて対立している状態を解消してから、ケアの方針を決定することになります。また看護師同士の相性が悪い場合は、相性の不一致に焦点化すると行き詰まることから、共通目標の達成に貢献することに専念できるよう働きかけることになります。つまり解明は、信念対立が成立した状態をいったん終わらせ、そのうえで建設的な対策を考案、実行していくのです。

信念対立解明アプローチの特徴は、信念対立を根本から終わらせる可能性を確保した解明の3条件に沿って、さまざまな方法を活用していく点にあります（第3章を参照）。つまり信念対立解明アプローチには、信念対立に行き詰まって問題の克服をあきらめたり、権力によって力ずくで解決したりすることなく、信念対立の根本解消の可能性を拓くという特徴があります。信念対立解明アプローチは、現象学から構造構成学という過程で生まれた知見を総合し、信念対立に対処するための新しい理論として整備されていることから、信念対立研究の最前線を牽引していると領域だといえるでしょう。

信念対立解明アプローチが提唱されてから数年で、信念対立研究の最前線の一翼を担うようになった理由に、この理論が体系化された直後から、大学院で研究・教育されるようになったことが挙げられます。二〇一一年から現在（二〇一三年）に至るまで、信念対立解明アプローチの研究拠点は、吉備国際大学大学院保健科学研究科修士課程・博士課程です。この間、そこで信念対立解明アプローチ研究に取り組んだ大学院生は、修士課程7名、博士課程2名です（現役生、修了生含む）。そのほか、聖隷クリストファー大学大学院博士課程、香川県立保健医療大学大学院修士課程でも、信念対立解明アプローチが教育されています。特に吉備国際大学大学院保健科学研究科は、信念対立解明アプローチの開発者である京極（著者）が研究室を開いているため、さまざまな切り口からの信念対立研究が実施されています。

以下では、大学院で実施された研究を中心に、信念対立解明アプローチが体系化された以降の信念対立研究の一部を紹介します。信念対立研究はここで紹介する以外にもいろいろ行われていますが、研究の水準を鑑みると、以下で紹介する研究はさまざまな学問領域で信念対立研究を行ううえで参考になると思われます。なお、二〇一一年以前のヘルスケア領域における信念対立研究の概説に関しては、『医療関係者のための信念対立解明アプローチ』（京極 2011）、および「医療における構造構成主義研究の現状と今後の課題」（京極 2009）を参照してください。

（2） 研究紹介――介護保健制度領域

藤田（2012）は、介護保険制度における認知症高齢者の日常生活自立度（以下、認知症自立度）の判断が、医師、認定調査員、認知症高齢者家族の間で乖離する問題（本書でいう信念対立に相当する）に着目し、その問題が生じる理由と現状の対処法を明らかにしました。認知症自立度とは、高齢者の認知症の程度と日常生活の自立度を評価する指標です。認知症自立度の判断の乖離に焦点化した理由は、要介護認定では、障害高齢者の日常生活自立度と認知症自立度を併せて一次判定に反映される仕組みになっており、関係者間の認知症自立度の判断の乖離が、介護認定の精度に影響を与えることが懸念されるからです。

この研究で採用した研究法は、質的研究と量的研究を組み合わせたミックス・メソッドでした。質的研究の目的は、認知症自立度に関して医師、認定調査員、認知症高齢者家族が判断を共通させるために行う工夫と、判断が共通しない理由を、モデル化することでした。

対象は、医師10名、認定調査員10名、認知症高齢者家族10名の計30名で、個別対面的に半構造化インタビューを行い、データ分析し、モデルを作成しました。その結果、判断を共通させる工夫では、【判断基準を調整する】【情報の信頼性を高める】【コミュニケーションを円滑にする】【情報を配慮して伝える】という四つのカテゴリーと、11の概念からなるモデルが作成されました。他方、判断が共通しない理由では、【認知症に関する共通理解が不足している】【介護の大変さに関する受け止め方が違う】【判断するために十分な情報量を得られない】【分かり合うために必要な条件が整わない】【マニュアルが不十分で逸脱しやすい】【認知症高齢者と家族は人的・物的影響を受ける】といった六つのカテゴリーと、20の概念からなるモデルが作成されました。これらの結果から医師、認定調査員、認知症高齢者家族は、認知症自立度の判断をすり合わせるためにさまざまな工夫を行っているものの、三者の間で知識、体験、技術、情報量、人間関係などに差があるために、判断の乖離を経験していることが明らかになりました。

そしてこの知見の外部妥当性は、介護支援専門員100名を対象にしたアンケート調査（量的研究）によって確かめられました。この研究により、介護保険制度に関わる医師、認定調査員、家族、介護支援専門員は、知識、体験、技術、情報量、人間関係などの理由から認知症自立度の判断の乖離を体験しており、さまざまな対策を講じているものの、それの解消にまでは至れていない実態が明らかになりました。

（3）研究紹介――介護老人保健施設領域

小林は（2012）、介護老人保健施設で働く作業療法士の信念対立がなぜ起こり、いかに体験され、どのような帰結に至るのか、またそれに対してどう対処しているのかを明らかにしました。このテーマを取り上げた理由は、介護老人保健施設は多職種からなるチーム医療が求められるため信念対立が生じやすく、それによってケアの質が低下してしまう事象が問題視されたからです。

対象者は研究目的に照らして、介護老人保健施設に常勤で勤める作業療法士29名でした。方法は構造構成的質的研究であり、電話と対面で個別に半構造化インタビューを行い、データ分析し、モデルを作成しました。その結果、三つのコアカテゴリー（以下【】で示す）、七つのカテゴリー（以下〈〉で示す）、21の概念（以下〔〕で示す）からなる信念対立生成プロセスモデル、ならびに五つのカテゴリーと18の概念からなる信念対立解決モデルが作成されました。

ストーリーラインを示すと、介護老人保健施設で勤務する作業療法士は、〈お互いにぎくしゃくした関係〉〈他人の不快な振る舞い〉〈実践が環境によって制約される〉〈専門性が曖昧である〉〈人による認識の違い〉がきっかけになって、信念対立に陥っていることが明らかになりました。また信念対立では、〔怒り〕〔自信がない〕〔他者に対して遠慮してしまう〕〔孤立感を抱く〕〔葛藤する〕〔不甲斐無さを感じる〕という〈感情問題〉が生じていました。

〈感情問題〉すなわち信念対立を体験した作業療法士は、〈他者を理解するために工夫する〉〈交流の仕方を工夫する〉〈自身の真意を伝えるために工夫する〉〈他者からのサポートを得る〉〈自身の認識の確かさを内省する〉という方法（信念対立解決モデル）を組み合わせて信念対立に対処していましたが、それは必ずしも奏効していませんでした。対処が上手くいかず、信念対立を繰り返して体験した作業療法士は、〈失望〉に至ることが明らかになりました。

この研究で明らかにされた〈失望〉とは、感情問題で疲弊してしまい、現実に起こる問題の改善をあきらめて黙認する状態に陥ることでした。つまり、失望に至った作業療法士は、信念対立の低減を〔あきらめる〕ようになって、何らかの問題があっても〔黙認する〕ようになっていました。信念対立解決モデルと信念対立解明アプローチを比較すると、信念対立解決モデルには解明という発想が見当たりませんでした。つまり、介護老人保健施設で働く作業療法士は、信念対立の解明ではなく解決を目指しており、信念対立の処理がうまくできなくなっている可能性が示唆されました。

（4）研究紹介――終末期医療領域

増田（2013）は、終末期患者に関わる作業療法士の信念対立が生じる要件を明確にし、それがどう体験され、どういった帰結に至るのか、また信念対立にどのように対処しているのかを明らかにする質的研究を実施しました。終末期患者が疾病・障害と共生しながらできる限り苦痛の少ない時間を過ごせるようにするために、作業療法士が信念対立に阻まれることなくチームアプローチに貢献する必要があると考えたからです。

対象は、医療機関で終末期患者に関わる作業療法士40名であり、構造構成的質的研究法、事例コード・マトリックスを用いてデータ収集と分析を行い、信念対立と対処法のモデルを作成しました。データの確実性は、シュナーベル法に基づく理論的飽和率の算出によって確認しました（飽和率96・3％）。

その結果から、終末期患者と関わる作業療法士が抱く信念対立は、四つのカテゴリーと16個の概念から構成されることが明らかになりました。また、対処法には意志に基づく対処が五つのカテゴリーと19個の概念、対処に必要な環境が二つのカテゴリーと五つの概念から構成されました。このモデルをストーリー化すると、終末期患者に関わる作業療法士は、患者への対応に無力感を覚えたり、時間的制約によって丁寧に介入できない事態にジレンマを感じることから、【関わりに苦慮し不安が持続する】という信念対立を経験していました。その後、患者が死亡すると、ほかにできることがあったのではないか、自分の介入が良くなかったのではないかと【不全感を味わい不安に襲われる】という信念対立に陥ることが明らかになりました。これらの信念対立への対処が適切に行われない場合、作業療法士は【終末期医療へ背を向ける】ことになり、終末期患者の担当を避けるようになったり、表面的な対応に終始するようになったりすることがわかりました。

作業療法士のこうした信念対立への対処法として、患者が亡くなる前は、【他者と話す】【死を意識する】【役割を見いだす】【柔軟に対応する】といった対処法がありました。また患者が亡くなった後の【不全感を味わい不安に襲われる】に対しては、信念対立の克服に向けて死亡した患者に挨拶したり、好きな活動に取り組んで気分転換したりするといった対処を行っていました。さらに、信念対立の克服を後押しする環境には、【他者と目的を共有できる】【自分の存在を承認される】があることがわかりました。他方、信念対立を解明することなく解決しようとすると、信念対立が強化されるとわかりました。

次に事例コード・マトリックスの結果から、実践の特徴は、積極群13名、苦悩群14名、回避群13名の、三つに分類されることが明らかになりました。積極群では、信念対立の対処として、解決と解明をうまく組み合わせて実践していました。苦悩群では、信念対立を体験しながらも患者の役に立ちたいと悩み、四苦八苦していました。回避群では、実践の質の改善をあきらめていました。つまり、終末期患者に関わる作業療法士の約１／３は建設的に実践しているものの、約２／３は苦悩を深めて実践から目を背けていることが明らかになりました。

(5) 研究紹介――回復期リハビリテーション領域〈その１〉

河野（2013：河野・京極 2013a）は、回復期リハビリテーション病棟で、クライエントが体験する信念対立とその対処法を研究しました。回復期リハビリテーション病棟はクライエントを含むチームアプローチが基本であり、クライエントとメディカルスタッフの協働が重視されると考えられてきたものの、クライエントがそれをどのように体験しているかが、明らかになっていなかったからです。

対象は、言語的コミュニケーションができ、認知機能も保たれている者（ＭＭＳＥ24点以上）で、シュナトーベル法を用いて理論的飽和度の推定値を算出しながらサンプリングしたところ、最終的に20名になりました（飽和率97・９％）。データは半構造化インタビューで収集し、構造構成的質的研究法を用いてモデルを作成し、事例コード・マトリックスを用いて規則性と個別性の関係を分析しました。

構造構成的質的研究法では、14のカテゴリーと44の概念からなるモデルが構成されました（カテゴリーは以下、【　】で示す）。クライエントが抱える作業療法に対する信念対立の構造は、信念対立の前提条件、クライエントの抱える信念対立・対処法・関係性の帰結から構成されました。クライエントの信念対立の前提条件には、【現状の不満】【患者の立場の弱さ】【作業療法士への不信感】がありました。つまりクライエントが体験する信念対立は、自身の身に降りかかった過酷な現状に満足しておらず、家族やメディカルスタッフに対する自身の立場の弱さに気づき、作業療法士の知識・技術・態度に信頼が置けないときに発生することが明らかになりました。また信念対立の内実は、【混沌から生じるストレス】【迷いが生じる】【作業療法士に対する憤り】から構成されました。要するにクライエントは信念対立を、感情的な緊張や不安として感じとったり、判断に迷ったり、メディカルスタッフに対する怒りの気持ちとして体験していることが示唆されました。こうした問題に対してクライエントは、【自分だけで解決しようとする】【作業療法士に確認する】【他者に相談する】【作業療法士に任せる】として対処していますが、多くのクライエントが適切に処理できず信念対立をさらに深めて、【自責】【失望】【衝突】【価値の相対化】といった状態に至っていることが示されました。

事例コード・マトリックスでは、出現頻度の高い概念（〈　〉）として、前提条件は〈専門性が不明瞭〉〈不自由さの自覚〉、信念対立の激化は〈説明不足に対しての不満〉〈見通しが立たない〉、対処法は〈考えを伝えず我慢する〉、帰結は〈あきらめる〉であることが明らかになりました。つまり一部のクライエントは、信念対立の対処に成功していましたが、信念対立の対処に繰り返し失敗するクライエントが多いことが明らかになりました。

（6）尺度開発領域

京極ら（2013）は、チーム医療の根本問題のひとつに信念対立があり、信念対立解明アプローチがその対策として期待されているものの、信念対立を定量化する尺度の不在という問題点があると指摘しました。従来の信念対立解明アプローチは、自然な観察と会話によって評価する手法（非構成的評価）のみでした。そのため、信念対立の実態調査、スクリーニング、業務改善、効果検証等が行えるよう、信念対立解明アプローチに基づく信念対立評価システムの開発がスタートしました（平成24年度科学研究費助成事業若手研究B〈研究課題番号：24792478〉）。信念対立評価システムは、看護師を主たる対象に開発が進められています。理由は、メディカルスタッフのなかで看護師が最もバーンアウトしやすく、信念対立に苦しんでいる可能性があると考えられたからです。

本研究は、構成概念の整備と項目プールを作成し、内容妥当性を確保するところまで終了しています。二〇一三年9月現在、3千名近い看護師に依頼して、信念対立評価システム原案の基準関連データを収集しているところです。そのため本書では、内容妥当性が確保されるところまでの研究を紹介します。

さて本研究では、3段階からなる尺度構成法が用いられました。第一段階では、信念対立評価システムの構成概念を検討するために、看護師を中心にした多職種に対して信念対立アンケート調査を実施しました。そして、アンケート調査の結果と先行研究の動向を踏まえて、信念対立評価システムの構成概念を整備しました。第二段階では、第一段階の結果を踏まえて、信念対立解明アプローチの専門家2名が、関連する評価尺度を電子データベースとハンドサーチで収集し、項目プールを作成しました。第三段階では、デルファイ法を用いて、信念対立解明アプローチ専門家7名が項目プールの内容妥当性を検討しました。内容妥当性は先行研究を参考に、70%以上（7名中5名）の同意が得られれば確保されたと判断しました。

第一段階の結果は、対象者は62名（医師1名、看護師30名、薬剤師4名、作業療法士6名、理学療法士4名、言語聴覚士2名、その他〈事務、ケアマネなど〉15名）でした。信念対立の対象は、他職種が68%、同職種が58%、患者と家族が合わせて39%でした（複数回答）。信念対立の体験頻度は、非常によくあるが25%、よくあるが38%で、逆にまったくないが0%でした。信念対立の結果は、イライラしたが75%、ストレスを感じたが80%、不満に思ったが60%でした。この結果と先行研究（著書5冊、論文55本）の検討を行い、信念対立評価システムの構成概念は、①職種間の信念対立（定義：異なる医療職間〈医師、看護師、薬剤師、作業療法士など〉で確執が生じている）、②同職種間の信念対立（定義：同一の医療職間〈医師同士、看護師同士、薬剤師同士、作業療法士同士など〉で確執が生じている）、③患者／家族と医療職種間の信念対立（定義：患者／家族と医療者〈医師、看護師、薬剤師、作業療法士など〉の間で確執が生じている）に整理しました。

第二段階では、信念対立評価システムの構成概念に対応した項目プールを作成するために、関連する評価尺度（職場ストレッサー尺度、看護職ストレッサー・インベントリー、看護婦の職務満足度尺度、感情労働尺度など）を収集し、加筆修正を行いました。その結果、構成概念ごとに15の項目プール（計45項目）が作成されました。

第三段階では、第二段階で作成された項目プールの内容妥当性が、全2回の検討で確保されました。1回目の検討では、45項目中28項目が構成概念に適していると判断されました。そのため2回目の検討では、残りの17項目が対象になりました。2回目の検討は、1回目の検討で得られたコメントを踏まえて、項目を修正してから実施しました。その結果、全項目プールの内容妥当性が確保された信念対立評価システム原案が作成されました。

現在、信念対立評価システムの実用化に向けて、項目分析、弁別的妥当性、収束的妥当性、併存的妥当性、因子的妥当性、予測的妥当性、内的整合性などの検討を行うため、大規模な研究を継続中です。

(7) 研究紹介――回復期リハビリテーション領域〈その2〉

先述の河野は、患者が作業療法で体験する信念対立と対処法の質的研究に加えて、作業療法士を対象にアンケート調査を実施しました（河野・京極 2013b）。回復期リハビリテーションは、チーム医療が重視されているものの、理学療法士と作業療法士が体験する信念対立の実態を明らかにした研究はありません。本研究の目的は、回復期リハビリテーションで働く理学療法士と作業療法士が体験する信念対立をアンケート調査し、信念対立の対策を検討するための基礎資料を得ることでした。

対象は、某都市にある回復期リハビリテーション病院に勤務する、理学療法士74名、作業療法士58名の計132名でした。データ分析では記述統計と百分率を算出しました。結果は、理学療法士の77%、作業療法士の87%が、信念対立を繰り返し経験していました。また、理学療法士の74%、作業療法士の94%が、他職種を相手に信念対立をしていました。その他、患者、上司、同職種も、信念対立の相手になりやすい傾向にありました。理学療法士と作業療法士の多くは、信念対立を体験するとストレスや不安などのネガティブな感情を味わい、逆に充実感や達成感などのポジティブな感情を味わった者は極めて少ない結果となりました。理学療法士と作業療法士が認識する信念対立の原因には、価値観のズレ（約70％）、コミュニケーションの不足（約60％）、専門性の違い（約40％）の順で多いという結果でした。

信念対立への対応としては、他者（友人、チームメンバーなど）に相談する、自分の意見を伝える、相手を理解する、コミュニケーションの頻度を増やすなどの積極的対処が多いものの、現在の対応の効果を実感できないが約30％、対応することなく我慢しているが約30％あり、対応が不十分であることが示唆されました。回復期リハビリテーション病院における信念対立は、効果的なチーム医療を阻害しかねません。つまり、本研究で明らかになった問題に対処することは、質の高い回復期リハビリテーションにつながる可能性があります。今後の課題としては、複数の回復期リハビリテーション病棟の傾向、職種ごとの特徴を把握すること、それぞれの信念対立の強度など、詳細な内実を明らかにしていくことが必要です。そのうえで、信念対立の問題を軽減する対処方法の検討が求められます。

(8) 研究紹介——身体障害領域

古桧山ら（2013）は、河野の信念対立アンケート調査を受けて、回復期リハビリテーションだけでなく、身体障害領域全般の信念対立の実態調査を実施しました。信念対立が回復期リハビリテーションで高頻度で起こることから、その他の身体障害領域でもこれが問題になる可能性に着目したのです。つまり本研究では、先の河野の研究で得られた知見が、さらに一般化できるかどうかを調査したのです。

対象は、身体障害領域の56の病院に勤務する225名の作業療法士でした。アンケート調査の結果、56病院中38病院（165名）の回答が得られました（有効回答率73％）。「信念対立を経験したことがあるか」の質問には、70％以上の作業療法士が「非常によくある」、もしくは「よくある」と回答しました。また、信念対立の相手は他職種が最も多く、その原因は「価値観のズレ」「コミュニケーション不足」とする回答の順に多い結果となりました。「病院で行われている信念対立の対応に効果があると思うか」の質問には、「あまりない」が43％、「少しはある」が33％でした。

つまり本研究では、複数の病院で多くの作業療法士が他職種との信念対立を経験しており、またその対策も、現状では不十分であることが明らかになりました。この結果は、河野の研究結果を支持する内容であると同時に、同様の問題が多方面で生じていることを意味しています。医療現場における信念対立の対策には、信念対立解明アプローチを含むさまざまな観点からの検討が必要であると指摘されました。

（9）研究紹介――精神障害領域

織田（織田・京極 2013）は、精神障害者の一群（境界性パーソナリティ障害を中心とした感情調整困難患者）に、信念対立に苦しむ者がいる点に着目し、臨床現場で信念対立解明アプローチの解明態度という技法の臨床応用を試みました。つまり、信念対立はストレス、不安、葛藤、怒りなどの感情を引き起こすため、解明態度（信念対立解明アプローチ）によって信念対立が解消されると、ネガティブな感情も同時に調整される可能性がある点に着目したのです。その点は、健常者に対する信念対立解明アプローチと類似した影響が、精神障害者にも期待できるケースもあるのだろうと思われます。

解明態度とは、自身の内に生じた信念対立を解消するための技法です。解明態度の大きなポイントは、状況と目的の自覚と共有を通して、信念対立を引き起こした信念（思考、感情）の整理を行い、信念対立によってもたらされた苦痛を和らげるところにあります。この研究では、精神障害者が解明態度を技術として習得できるようサポートすることによって、精神障害者の感情調整を促進できる可能性があると指摘しています。しかし同時に、精神障害者は解明態度の習得によって信念対立の解消が進んでも、そこに至るまでに生じたネガティブな感情の調整がうまく進まず、それによって引き起こされる反射的な反応行動で苦しむ事例がある点に着目しています。つまり精神障害者は、現行の信念対立解明アプローチ実施後もストレス、怒り、葛藤、非承認などの感情問題で苦しんでしまうことがあるのです。これは、頭では理解しているのに気持ちがついてこない状態であると考えられます。

こうした事態を打開するために、本研究では、信念対立解明アプローチの臨床応用を念頭に置き、解明態度という方法論を批判的に検討し、より有効な感情コントロールの方法論を補完する理路を提示しています。この意義は、信念対立解明アプローチを、信念対立に苦しむ患者に応用できる可能性をさらに拓く点にあると考えられます。

本研究の方法はメタ理論工学でした。メタ理論工学とは、対象となる理路の限界を検討し、より有効に機能する理路になるよう改良する研究法です。その結果、前述の解明態度は志向の一種に欲望を置いており、原理上これが感情を含むものであるものの、感情の動きそのものに注意を払いコントロールしていく方法論を備えていないと指摘されました。というのも方法論上、解明態度は志向の成立を問うことによって感情への気づきを含むのですが、感情コントロールに必要な感情をあるがままに受けとめる技術を備えていなかったからです。健常者の場合はそれでも信念対立に対処できるでしょう。しかし精神障害者の場合、信念対立により感情を抱えられず反射的に反応し行動することで苦しんでおり、感情問題の調整という技術の習得は避けられず、信念対立解明アプローチの臨床応用化には解明態度に感情調整を実質化しうる方法論的補完が必要になります。

そのうえで本研究では、解明態度の方法論的補完には、「マインドフルネス」が有効であると論じています。マインドフルネスとは「瞬間瞬間立ち現れてくる体験に対して、今の瞬間に判断しないで、意図的に注意を払うことによって実現される気づき」（カバットジン 2007）のことです。マインドフルネスの状態に至ることで、波のように自分のなかに立ち現れてきては去っていく感情に、価値判断なく気づき意識化し、あるがままに受けとめつつ対象化することが可能となり、信念対立による感情的巻き込まれを防止するのみでなく、相手を理解することにもつながります。さらに、気持ちの揺れるその状況すらも抱えられるようになり、感情の揺れによる歪んだ認知など無条件に起こる思考パターン（信念）を防ぐことになります。したがって本研究では、解明態度の方法論的補完に、マインドフルネスの導入を提案しています。それにより、信念対立解明アプローチは理性に加えて感性へ働きかけることができ、感情問題への対処がより一層効果的に進められることから、臨床応用可能性を確保することができると論じられました。この成果は、第1章の項目「10」にも反映されており、信念対立解明アプローチの可能性を一段と押し上げるものになっているといえるでしょう。

（10）研究紹介——理論開発領域

寺岡（2013a：2013b：寺岡・京極 2013a：2013b：2014：寺岡ら 2013）は、作業療法が信念対立によって専門性の危機を繰り返し体験してきた事態に着目し、信念対立解明アプローチと作業療法の専門的技術である作業に根ざした実践（occupation-based practice：OBP）を、理論的に統合する研究に取り組みました。つまり、作業療法から独立した技術として信念対立解明アプローチを置くのではなく、作業療法士ならば誰でも身につけておく必要がある基本技術に、信念対立解明アプローチを設定したのです。

信念対立に耐性のある作業療法理論を構築するために採用された研究法は、メタ理論工学でした。具体的にいうと本研究では、ＯＢＰに関する国内外の文献を分析し、信念対立に耐性のある作業療法理論が満たすべき条件を明らかにし、その条件を満たすために必要な理路を備えた作業療法理論を構築しています。まず本研究では、国内外の文献の分析を通して、従来のＯＢＰは作業機能障害に着目しているがそれでは問題を明瞭にとらえることができないため、作業機能障害の種類という視点を新たに導入する必要があると明らかにされました。ここでいう作業機能障害とは、生活行為（仕事、遊び、日課、休息）を適切に行えない状態であり、不均衡型、剥奪型、疎外型、周縁化型の4種類に整理されています。不均衡型とは、日々の生活行為のバランスが崩れた状態です。剥奪型とは、外的要因によって生活行為ができない状態です。疎外型とは、内的要因によって生活行為ができない状態です。周縁化型とは、自分と周囲で生活行為に対する期待が異なる状態です。つまり本研究では信念対立解明アプローチと作業療法の理論的統合の前に、従来のＯＢＰを理論的に修正したＯＢＰを構築しているのです。

次に本研究では、信念対立に耐性のある作業療法理論の条件として、ＯＢＰに信念対立をもたらしうる人々の状況、関心、信念の関係性を問い返すこと、そうした人々の間で状況、関心、信念に関する共通の認識を持つようにすることの、二つがあると論証しています。つまり本研究では修正したＯＢＰを、さらにこの2条件を満たすかたちで修正していくのです。具体的には、信念対立解明アプローチと修正したＯＢＰが理論的に統合されました。本研究では、修正したＯＢＰと信念対立解明アプローチをシームレス化した理論を、ＯＢＰ２・０と定式化しています。２・０には、この理論で対応できる問題は作業機能障害の種類の解決と、信念対立の解明の2種類であるという意味があり、作業療法におけるこの理論の独創性を示すものとなっています。つまりＯＢＰ２・０は、作業機能障害の種類という問題を解決すると同時に、その実行を妨げる信念対立を克服する理論になっているのです。

ＯＢＰ２・０では、クライエントの作業機能障害の種類を解決するために、作業療法の評価と介入を行っていきます。その際、クライエントと作業療法士の治療関係および作業療法の実践を巡ってチームメンバー間で信念対立が生じますから、信念対立解明アプローチを駆動させることによって、対処していくことになります。つまりＯＢＰ２・０では、クライエントの作業機能障害の種類を解決していきながら、作業療法プロセス内で生じた信念対立、作業療法を取り巻く環境との間で生じた信念対立を、同時に信念対立解明アプローチで対処していくわけです。ＯＢＰ２・０は、作業療法の専門性を発揮しながら多職種連携を進める包括的実践システムであり、このような作業療法理論は国内外を見渡してもほかにはありません。この理論は、従来のＯＢＰでは実践が困難である急性期の整形外科領域を中心に、回復期リハビリテーション、発達障害などで臨床的有用性が検討されています。

なおＯＢＰ２・０に根ざした評価に、作業機能障害の種類と評価（Classification and Assessment of Occupational Dysfunction：CAOD）があります。ＣＡＯＤは、作業機能障害の4種類の状態を定量化できる尺度です。ＣＡＯＤの妥当性と信頼性は良好であり、作業機能障害の種類という因子構造もさまざまな対象で再現できることが確認されています。またＣＡＯＤ研究から、作業機能障害の種類は、ＱＯＬ、職業性ストレスと関連していることが明らかになっています。つまり作業機能障害の種類の改善は、ＱＯＬの向上や職業性ストレスの低減にも影響すると考えられます。

4　まとめと課題

信念対立研究は、現象学から構造構成学、そして信念対立解明アプローチという過程のなかで育まれました。現象学と構造構成学で信念対立が研究されていた時期は、理論的研究が中心でした。それによって信念対立は、疑義の余地なき確信が起点になって生じる確執である、と定義されるようになりました。この定義は理論的研究を通して設定されたものであり、あらゆる領域の信念対立に通じる基本構造であると位置づけられます。

二〇一一年に、構造構成学の信念対立研究を総括するかたちで信念対立解明アプローチが体系化されると、この理論が実践の技術であり、かつ大学院で研究教育されたことから、信念対立の実証的研究（質的研究、量的研究）が加速することになりました。もちろん、信念対立解明アプローチの理論的研究も行われていますが、現象学や構造構成学の時代よりも理論と実践が綿密に連携するかたちで展開するようになったところに、特徴があるといえるでしょう。

ここ数年の研究からわかってきたことは少なくありません。信念対立の質的研究と量的研究（アンケート調査）は全体の傾向として、信念対立は自分自身あるいは自分と他者の間で生じる、立場が違うと生じやすい、稀な出来事ではなくたびたび発生している、その内実は領域によって異なる、人々のネガティブな情動と密接に関わっている、その対処に失敗すると現状の改善をあきらめる状態になる、いずれの領域でもその対処が「解決」中心でうまく機能していない、という結果を示していました。これらの結果から、信念対立はヘルスケア領域ごとに異なる日常的な問題であり、患者さんやメディカルスタッフのメンタルヘルスに悪影響を及ぼしているにもかかわらず、現状では多くの人々が適切に対処する技術を持っていないため、より良い実践にしていこうという動機と機会を失ってしまう、という悪循環の状態にあると理解することができます。

また現状でも、信念対立を克服できている事例が少ないながらもあることが明らかになりました。複数の質的研究からわかったことは、信念対立を克服できている事例は、解決だけでなく解明も用いている、ということでした。たとえば、河野の研究では、患者さん自らがストレスや不安などによって苦しんでいる状態を整理し、治療の意味を再発見する（解明）ことによって苦悩が解消され、前向きになって作業療法に取り組めることが明らかにされました。逆に増田の研究では、信念対立に解決のみで対処しようとすると、かえって信念対立が強化される事態が明らかになりました。たとえば、終末期患者への関わりを不安に思いながら続けることによって、かえって不安が増強してしまい、関わりに苦慮する事態が生じることがわかりました。つまり、信念対立を解決しようとすることが、次の信念対立を生じさせる悪循環につながっていたのです。

また量的研究（尺度開発研究）は、実証的な信念対立研究の可能性を大きく広げるものになると期待されます。信念対立研究は、現象学から始まったことからもわかるように、理論的研究が中心でした。逆にいえば、信念対立とはどのような状態なのか、ストレスや燃えつき症候群、うつ状態とどのような関係にあるのか、現実の信念対立の因子構造はどうなっているのか、信念対立の主症状はいったい何なのか、といった信念対立の量的な側面はこれまでほとんど研究されていません。この事態は、信念対立に関連すると考えられる燃えつき症候群とは大きく異なっています。燃えつき症候群は、研究当初からその状態を量的に測定することに精力が注がれ、その一方で理論的研究が遅れてきたからです。信念対立研究では、信念対立評価システムの開発が進んでいますが、これが一応の完成を迎えることができると信念対立の状態を測定できるようになるため、信念対立の実証的な研究の可能性が大きく開かれると期待できるでしょう。

次に、臨床の課題に対応した理論的研究は、信念対立解明アプローチの可能性を拡張していくでしょう。ひとつは信念対立解明アプローチの臨床応用、そして信念対立解明アプローチの発展的継承、さらに信念対立解明アプローチの理路そのものの深化です。既存の信念対立解明アプローチは、信念対立で苦しむ患者への適用を目掛けて作られたわけではありません。しかし、精神障害者のように信念対立によって苦しむ場合は、信念対立解明アプローチの臨床応用が試みられ、それに伴って理路の補完が行われています。本書で示す信念対立解明アプローチは、この理論的研究を踏まえてさらに方法論を拡張させた内容になっています。またOBP2・0のように、信念対立解明アプローチと別の理論を掛け合わせて新しい理論体系を開発する研究も行われています。こうした研究は、特定の専門領域の外部に信念対立解明アプローチを位置づけるのではなく、むしろ内部に取り込むことによってその専門領域を発展させることになります。また信念対立解明アプローチの発展的継承は、信念対立解明アプローチの展開を豊かにするものであり、結果として信念対立の克服に資することになると期待できます。さらには、信念対立解明アプローチの理路そのものの精度を高める研究も必要です。信念対立解明アプローチには、人間の原理、実践の原理、解明の原理（解明論）、解明条件の原理（解明条件論）などの諸原理が組み込まれています。これらの原理の基本骨格は明瞭に描かれているものの、さらなる精緻化が必要です。それによって信念対立解明アプローチは、よりシンプルでパワフルな理論になると期待できるでしょう。

もちろん、信念対立とその対処法（主に信念対立解明アプローチ）には、まだわからないことがたくさんあるため、今後もさらに多くの研究を行っていく必要があります。たとえば、どんなパーソナリティ特性が信念対立を引き起こしやすいか、信念対立とメンタルヘルスはどう関連するか、信念対立に対してどのような対処法が最も有効なのか、などの切り口から実施した研究はまだ非常に少ない状況です。もちろん、部分的にはわかっていることもありますが、さらに入念な検討が必要です。現在、上記で紹介した研究以外にも複数の研究プロジェクトが進行しているので、数年後にはさらに新しい知見が得られているはずです。ご期待ください。

第3章

信念対立解明アプローチのエッセンス——解明条件論を中心に

では、信念対立解明アプローチとは、どのような理論なのでしょうか。

本書をここまで読み進めた皆さんには、信念対立解明アプローチの考え方が大なり小なり染みついていると思いますが、本書の最後、第3章では、解明条件論を中心に、信念対立解明アプローチの理論的エッセンスに少し立ち入って論じたいと思います（京極 2011）。それによって、皆さんの理解をさらに深められると期待できるからです。

第2章と同様に学術的色合いが濃い内容ですが、第1章で信念対立解明アプローチの視点を体験した方、信念対立解明アプローチの理論的根拠に関心がある方は、面白く読めると思います。

1　信念対立の解明が成立する三つの条件

信念対立解明アプローチは、信念対立に打ちひしがれて失望したり、力ずくで強引に解決したりすることなく、問題の成立自体を解消していく可能性を確保するための原理的理論です。本書でいう「原理（あるいは原理的）」とは、特定の観点から論理的に考えれば大勢が了解できる可能性が高い理路です（第1章の項目「7」を参照）。つまり原理とは、「問題を解くためにはこう考えるほかない」という強力な理屈を示したものです。信念対立解明アプローチは、「信念対立を克服するためにはこう考えるしかない」というような理論として体系化されています。

原理と原理主義を混同する人がいますが、両者は似て非なる概念です。原理主義は特定の主張を絶対化し、その厳守を強要しますが、原理は理路に対する批判的吟味を通して、納得の可能性を確保するという違いがあります。つまり、原理的な理論である信念対立解明アプローチは、皆さんがこの理路で信念対立を克服できるか、という観点から吟味し、納得できる限りにおいて使用すればよいのです。

さて、信念対立解明アプローチでは解明が成立する条件を、次の三つに原理的に整理しています。

解明条件1――すべての確信（認識／行為）は契機と志向に相関的に構成されている。
解明条件2――疑義の余地なき確信（認識／行為）には成立根拠がない。
解明条件3――契機と志向と確信（認識／行為）の納得によって相互了解可能性を確保する。

解明の3条件は原理的思考によって導出されたものであり、信念対立を克服するためには外せないポイントだと考えられています。その意味は、解明の3条件を満たせば必ず信念対立を克服できるというものではありませんが、これらのポイントを外せば解明できる可能性が閉ざされるというものです。なお、信念対立解明アプローチは、信念対立を解消するためにあらゆる手段を活用して解明の3条件を実質化していくという理論です。したがって、信念対立解明アプローチは独立した技術として活用できると同時に、その他のさまざまな理論に対するオペレーション・システムという機能も担うことになります（第1章の項目「13」を参照）。

2　解明条件の論拠

（1）確信が成立する理由

信念対立解明アプローチは、ヘルスケア領域の根本問題である信念対立を消滅、破壊するために体系化されました。信念対立とは、人々にとって極めて高い確度を持つ確信（認識／行為）が引き金になって生じる

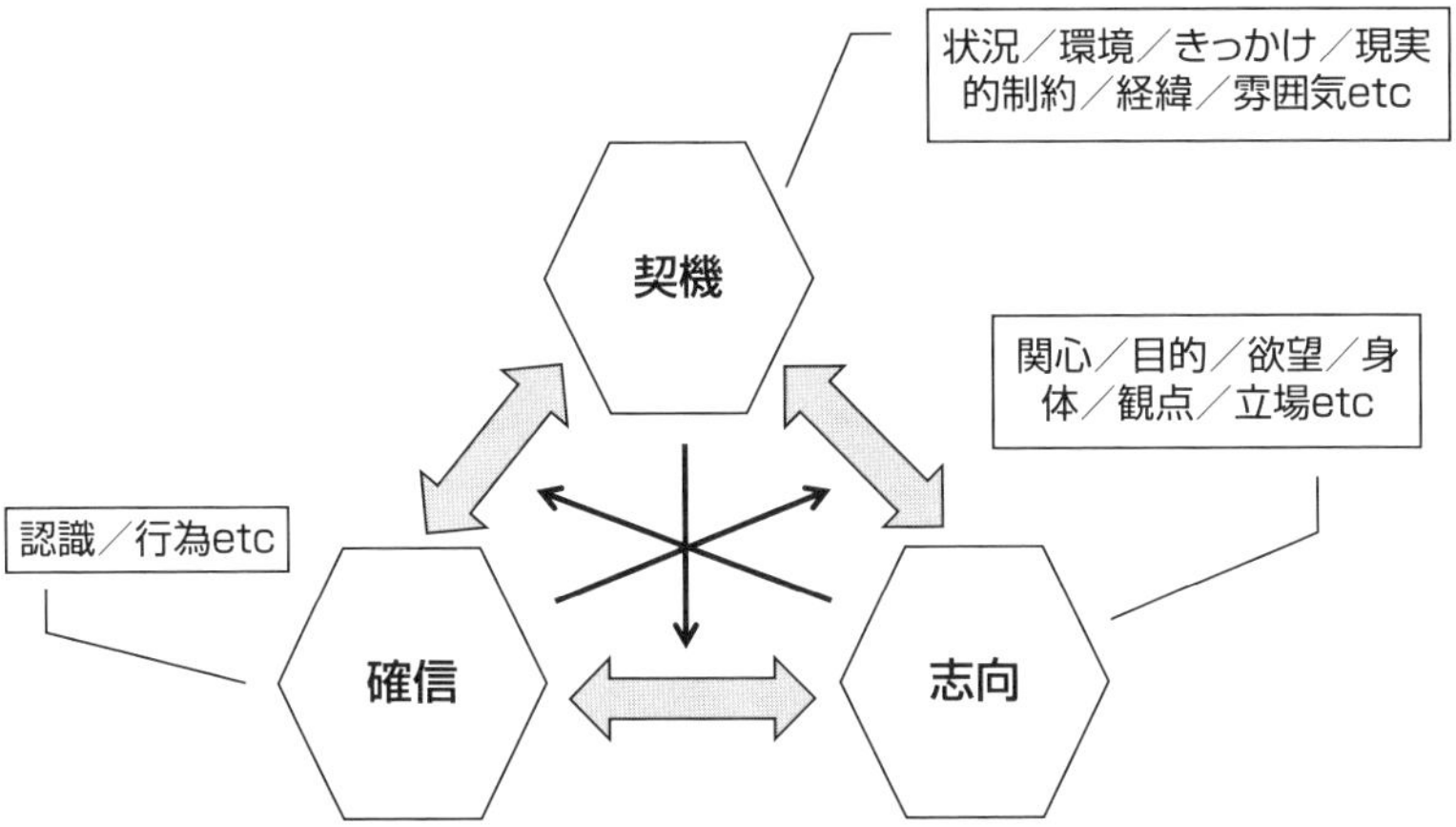
※両矢印は相関関係を示す。片矢印は影響を示す。関係は誤差の影響を受ける。

図　契機、志向、確信（認識／行為）の関係

トラブルです。つまり信念対立は、その人にとって疑いようのない考え方、感じ方、捉え方、やり方が、うまく通じないときに生じる問題だといえます。

しかし原理的には、あらゆる確信には疑いの余地が生じる可能性があります。あなたがどんなに確実さの度合いが極めて高い事柄を信じ込もうとも、認識／行為には疑義の余地が含まれる可能性が常にあるのです。信念対立解明アプローチはまず、この点を意識することができる技術から構成されています。

では、あらゆる確信に疑義の余地があるとはいったいどういうことでしょうか。

あらゆる確信は、必ず何らかの契機と志向に相関的に成立します。契機とは、確信と志向の成立に影響を与える要因一般です。具体的には、契機には状況、環境、きっかけ、経緯、雰囲気、現実などが含まれます。他方、志向とは、確信と契機の成立に影響を与える対象への向き合い方一般です。具体的には、志向には欲望、目的、関心、目標、身体、立場、観点などが含まれます。極めて高い確度を持つ

確信であろうとなかろうと、すべての確信が何らかの契機と志向に相関的に成立することに例外はありません。

たとえば、患者の「悪いところはない。もう家に帰れる」という確信は、病棟生活では看護師や介護福祉士のサポートで問題を感じることが少ないという状況（契機）、病院にいるのは寂しいから早く家に帰りたいという関心（志向）に応じて成立している可能性があります。また医師の「いちいち意見を言う患者は担当したくない」という確信は、忙しすぎて患者一人ひとりの要望を聞いている暇がないという現実的制約（契機）、患者は医療の素人だから医師の判断を信用してほしいという関心（志向）に応じるかたちで成立しているかもしれません。確信が成立する具体的理由は人によって異なるものの、確信の成立は何らかの契機と志向に影響を受けているという点は変わりません。

すると、「身体が痛い」とか「病気で苦しい」などの感覚や、「つらい」「悲しい」などの感情は、契機と志向に関係なく到来するのではないかと思う人がいるかもしれません。しかし、痛みなどの身体感覚や悲しいなどの感情体験も、契機と志向に相関的に構成される確信です。たとえば、志向には身体が含まれますから、何らかの損傷（契機）によって身体（志向）の状態が再構成され、痛みという確信が成立すると言いあてることができます。また、今まで楽しかった出来事（契機）が、心身（志向）の不調によって急に楽しく感じられなくなるという確信が成立する、という言いあて方もできます。つまり、契機と志向から独立しているかのようにみえる身体感覚や感情体験も、契機と志向に相関的に構成された確信として理解できます。

(2) 契機と志向と確信の共変関係と誤差

もちろん相関は因果ではないため、確信（認識／行為）に応じて契機と志向が構成されるケースもあります。たとえば、回復期リハビリテーション病棟（契機）で脳血管障害を持つ患者に、移乗動作の獲得を目的（志向）に訓練（確信）を行ったところ、過度な努力なく安全に移乗動作ができるようになったため、次にトイレ動作の獲得を目的（志向）にすることにした、というのは確信に応じて志向が構成された例です。また統合失調症を持つ患者が、家族から退院を拒否（状況）されていましたが、退院支援を目的（志向）に患者と家族が交流する機会を設けたところ（確信）、家族が「退院後に同居する」と言うようになり（状況）、無事に退院することができた、というのは確信に応じて契機が構成された例です。このように、確信は契機と志向に相関的に構成されますから、同様に契機と志向は確信に相関的に構成されることもあるのです。

また、契機と志向が互いに影響し合って構成されることもあります。たとえば、一人ひとりの患者に対して丁寧に対応したいと思っていても（志向）、職場が慢性的なマンパワー不足であるような状況（契機）であれば、丁寧な対応よりも効率よく対応することに関心（志向）が向くようになるでしょう。あるいは、同一の急性期病院で働いていても、医学的リハビリテーションに関心（志向）があるメディカルスタッフは、恵まれた環境（契機）だと肯定的に評価するかもしれませんが、社会的リハビリテーションに関心（志向）があるメディカルスタッフは、本来のリハビリテーションが行えない環境（契機）だと否定的に評価するかもしれません。さらに、チーム医療に関心（志向）があるメディカルスタッフは、多職種間のコミュニケーションが不十分で連携が困難な状況（契機）であれば、コミュニケーションの頻度を増やすなど工夫することによって（確信）、多職種連携が困難な状況（契機）を変えていくかもしれません。つまり、契機と志向は独立しているわけではなく、契機と志向と確信の相関関係のうちで影響し合っているのです。

もちろん未知の要因が、契機と志向に相関的な確信の構成に、影響を与えることもあります。たとえば、救急医療の現場（契機）で、重病の患者を受け入れるために（志向）、空きベッドを確保していた（確信）としても、予想に反して複数の入院患者が急変したため専門医がかり出され、空きベッドがあるのに受け入れができないこともあるでしょう。こうした例が示すのは、確信と契機と志向は互いに影響し合っているが、確信と契機と志向で想定した以外の要因がこれらの関係に影響するということです。そのため、すべての確信は契機と志向に相関的に構成されるというとき、それは想定外の要因も影響し合ってのことだと理解しておく必要があります。

（3）疑義の余地なき確信が成立する理由

さて信念対立は、契機と志向に応じて構成された確信から疑義の可能性が失われ、それが通じない局面に遭遇したときに生じます。では、どういう条件が整ったときに、疑義の余地なき確信が成立するのでしょうか。

以前私は、他者承認、習慣体験、成功体験がそれの成立に影響すると論じました（京極 2011）。たとえば他者承認の場合、あなたが担当患者の「自発性が低下したかも」と疑問に思っているところに、別のメディカルスタッフが「あの患者さん、最近ちょっと自発性が低いわね」と言ったとしたら、おそらく「やっぱり自発性が低下してるんだ」という確信が補強されるでしょう。また習慣体験の場合、風邪の患者に対してＰＬ

顆粒を処方し続けてきた医師は、ＰＬ顆粒が風邪の治療ではなくその場しのぎにすぎないとしても、それを出し続けてしまうことによって、「これでよいのだ」という確信を深めてしまうでしょう。さらに成功体験の場合、胃がん検診によってがんの早期治療に成功した医師は、自らの臨床においてそれの遂行に疑問を持つことは少ないでしょう。このように他者承認、習慣体験、成功体験は、疑義の余地なき確信が成立する条件に数えられるのです。

その後、信念対立解明アプローチの研究と実践を重ねて、失敗体験も、極めて高い確度を持つ確信が成立する条件になると考えるようになりました。たとえば胃瘻は、食事や薬などの経口摂取が不可能あるいは困難な患者に対して実施されますが、胃瘻によって栄養補給ができるようになって健康状態が回復する事例よりも、徐々に衰弱していき苦痛が引き延ばされた事例をたくさん経験すると、「経口摂取が不可能／困難だから胃瘻するという、なし崩し的な対応は駄目だ」という確信を強く持つことがあります。つまり実践がうまくいかないと、その反動で実践を否定する確信が疑義を失うかたちで成立するのです。

他者承認、習慣体験、成功体験、失敗体験から切り離された人間はいません。したがって、疑義の余地なき確信は、程度の差はあっても誰にでも取り憑いていると考えられます。

（４）疑義の余地なき確信は錯覚である理由

しかし、あらゆる確信が契機と志向の影響を受けて成立する以上、疑義の余地なき確信というのは原理的に錯誤だという話になります。たとえ他者承認、習慣体験、成功体験、失敗体験を通して極めて高い確度を持つ確信が成立したとしても、確信の絶対化は原理的に不可能なのです。

よく考えればわかることですが、契機と志向と確信は人それぞれ異なるものです。たとえば、同じ病院の同じ部署で同じ患者を担当していても、人が置かれる契機（現実、状況、経緯など）はまったく同じではありません。人によって見える現実も、認識する状況も、そこに至る経緯もぜんぜん違うものです。あなたは「患者は落ち込んでいる。だから心配だ」ととらえているかもしれませんが、別の人は「患者は落ち込んでいるけど根が明るいから大丈夫だ」ととらえているかもしれません。同様に、同一病院の同一部署で同一の患者を担当しても、人の志向（関心、欲望、目的など）はそれぞれ異なるものです。あなたは「患者に最善の治療を行いたい」という関心を持っているかもしれませんが、別の人は「仕事終了後に飲みに行きたい」という欲望があるかもしれないし、また別の人は「臨床研究する」ことが目的かもしれません。また、契機と志向が人によって異なるならば、それに相関的に構成される確信も人によって異なることになり、どんな確信であっても特定の契機と志向に縛られたローカルなものだという話になります。たとえば「患者の予期悲嘆へのケアが必要だ」という確信は、患者が自身の死を予見しているという状況（契機）であり、患者の悲しみを癒やしたいという関心（志向）を持ったときに成立するでしょうが、契機や志向が異なれば別の確信が成立するのは想像に難くありません。しかも上述したように、契機と志向と確信の共変関係には、誤差もつきまといます。程度の差はあっても、想定外の影響を受けながらあらゆる確信が契機と志向に相関的に構成される以上、どんなに疑いの余地がない（一般化できる）と思っても、あくまでもローカルにしか成り立たないのです。

ということは、疑義の余地なき確信は錯覚だという話になります。なぜなら、それがローカルなものだとすると、契機と志向が異なれば疑いの余地が出てくることになるからです。上記の例でいうと、患者が風邪を引いている状況（契機）であり、風邪の諸症状の低減に関心（志向）があるならば、「患者の予期悲嘆へのケアが必要だ」という確信が成立することはまずありません。これは、患者や家族が死を予見して不安に思っており、その緩和を目掛ける限りにおいて、妥当なこととして成立するのです。立場が違えば、どれほど正しい確信だと思えても、そうではないものとして成立する余地があります。立場の内実は契機と志向によりますが、これは人によってそれぞれ異なることから、結果として疑義の余地なき確信は錯覚である、という話になるわけです。

仮に、人々の確信には間違いの可能性があるとしても、自分の確信にはその可能性がないと思ったとしましょう。すると、それが妥当であると言おうと思ったら、確信と客観が一致している必要があります。ここでいう客観は主観に左右されない真理であり、真理は絶対に正しい真実である、という程度の意味です。確信と客観が一致していれば、その限りにおいて疑いの可能性がありません。逆に、それらが一致しなければ確信に疑いの余地がないと判断する術がなく、疑義の余地があるという話になります。

しかし、そもそも客観とか真理が成立することはありません。なぜなら、客観や真理もまた、特定のフィルター（契機と志向）を通した構成された確信にすぎないからです。つまり、誰にとっても同じく成立する客観、真理といった事柄は、極めて高い確度を持っているために独立自存しているかのように思われるものの、実際には契機と志向に相関的に構成された確信の結果であって、その引力圏から無関係というわけではありません。つまり、確信と客観の一致不一致によって、疑義の余地があるかどうかを確認することはできないのです。

以上の議論から、①すべての確信（認識／行為）は契機と志向に相関的に構成されている、②疑義の余地なき確信（認識／行為）には成立根拠がない、という解明の2条件を導くことができます。①は確信の成立条件であり、②は成立した確信は絶対化できないという意味です。信念対立解明アプローチでは、この2条件を実質化していくようにしていきます。それによって、信念対立の成立条件である疑義の余地なき確信を取り払い、信念対立という問題が問題として成立しないようにするのです。

（5）より確からしい確信が成立する条件

確信の絶対化が原理的に不可能ならば、何が正しくて何に価値があるのかも判断できなくなるから、何でもアリになるではないか、極論をいえば、仮に何でもアリになるならば患者を殺しても問題ないという議論にもつながるのではないか、と思う人もいるかもしれません。確かに、確信の絶対化は原理的に不可能であるというところにとどまり続けると、そういう極論も容認するほかありません。

しかし、確信は契機と志向に相関的に構成されるという議論は、実はそんなにナイーブではないのです。上述したように、確信には必ず疑いの余地が含まれるため、疑義の余地がない確信というのは錯誤です。とはいえ、私たちはそれでもなお「これは間違いない」とか、「これにはものすごく価値がある」「こうすることは良いことだ」などの信憑を強く持つものです。実は、契機と志向に応じて確信が成立するという考え方は、確信には必ず間違いの可能性が含まれるものの、それでもなお、ある確信が妥当だといえる基盤も同時に提供してくれるのです。

その基盤とは、契機と志向と確信の釣り合いに対する納得に、求めることができます。契機と志向に相関的なかたちで確信が成立するならば、それらの関係に強い相関があると判断できる状態だと妥当であるといえるし、逆に無相関あるいは弱い相関があると判断できる状態だと、妥当ではないということができます。つまり、確信は契機と志向に相関的に構成されるという理路は、認識／行為の絶対化ができないと同時に、全否定することもできないものになっているのです。

たとえば、患者中心の医療について考えてみましょう。患者が提供された情報を理解して決断できる状況（契機）で、自分が受ける医療は自分で決めることに関心（志向）がある場合、患者中心の医療に価値があるという確信は、より妥当性を帯びることになるでしょう。仮に、患者中心の医療に価値があるという認識に疑問の余地があったとしても、特定の状況と関心のもとではそれを否定する明確な理由がなくなり、成立した確信に妥当性があるという信憑がつくためです。逆に、医療行為の効果と副作用の判断が微妙で難しいという状況（契機）で、意思決定に伴う責任まで負いたくないという関心（志向）がある場合、患者中心の医療よりもパターナリズムの医療のほうが価値があるという確信に妥当性が宿ることでしょう。そうした事例では、パターナリズムに否定的な議論がたくさんあり、疑問の余地だらけであったとしても、状況と関心がパターナリズムを目掛けているので、妥当な意思決定の方法として確信されるはずです。

では、患者が情報に基づいて自己決定できる状況（契機）で、自分で医療の内容を決めることに関心（志向）がある場合、パターナリズムの医療が価値を持つことはあるのでしょうか。また、医療行為の自己決定が難しい状況（契機）で、自己決定に付随する自己責任を担いたくないという関心（志向）がある場合、患者中心の医療が価値を帯びることはありうるのでしょうか。結論をいえば、契機と志向と確信の組み合わせがちぐはぐだと、確からしい確信だという信憑がとりつく可能性が低くなります。私たちは契機と志向に応じて確信が調和をもって構成されると、「確からしい信念である」という信憑を持つことになります。しかし、契機と志向と確信に食い違いがあり、調和が取れていないと、疑わしさの程度が増すのです。こうした例からもわかるように、確信の絶対化は原理的に不可能であるとしても、それは何でもアリであるという意味ではなく、契機と志向に照らし合わせて妥当な確信かどうかの判断を行うことができます。

(6) 信念対立の予防と協働が成立する条件

これは何でもアリの状態を回避すると同時に、人々の信念対立の予防と協働の可能性を確保する理路になります。先に私は、契機と志向と確信の食い違いがなければより妥当な確信が成立する可能性を確保することができる、と述べました。この議論が破綻していなければ、3項がよく釣り合っていると思えるようにすると、人々が互いに承知し合える可能性を確保できると考えられます。

たとえば、ある医師があなたに「患者に点滴をする」と言ったとしましょう。その確信の背景には、患者から「水分を経口摂取できているが点滴してほしい」と言われたという状況(契機)があり、患者は数日前からひどい下痢が続いているから何とかしたいという関心(志向)がありました。それを聞かされたあなたはどう思うでしょうか。もしかしたら納得できるかもしれませんが、点滴の中身は塩と砂糖と水ぐらいしか入っていないことから、水分の経口摂取ができているなら点滴は必要ないのではないか、と納得できない可能性があります。しかしこの事例の状況が、たとえば水分の経口摂取ができず脱水の兆候が見られる、だったらどうでしょうか。おそらく、最初の例に比べて、契機と志向と確信の関係がよりふさわしいことから、その実践を納得できる可能性があります。

つまり、契機と志向に相関的に妥当な確信が成立していれば、人々の間で契機と志向と確信の釣り合いに納得ができることから、相互了解可能性を確保することにつながるのです。信念対立は、その人にとって疑いようのない確信がうまく通じないときに生じる問題です。そのため、人々が確信を相対化したうえで納得できる契機と志向に相関的に妥当する確信を共有することができれば、信念対立の発生を予防することができます。

たとえば、ある患者が急変したが、主治医はアドバンス・ディレクティブを行っていなかったとしましょう。そうした事例では、主治医とチームメンバーは患者の希望（志向）がわからないために、急いで家族に事情（契機）を説明して意思決定してもらうことになります。しかし、時間がないなかで半ば強引に意思決定してもらうことになるため、家族、主治医、チームメンバー間で意見の食い違いが生じることもあり、ときに信念対立化することもあります（たとえば信念対立のテーマとしては、人工呼吸をどうするか、心肺蘇生をどうするか、などがあります）。

逆にこうした事例で、患者や家族と主治医がお互いの立場を尊重しながら話し合い、チームメンバー間でも共有できていればどうでしょうか。たとえば、患者の長期的な展望が見込めないという状況（契機）や、本人も家族も回復が見込めない状態になったら、苦痛の軽減は希望するものの積極的治療は希望しない（志向）といったことが明らかになっていたとすれば、それに応じて医療行為（確信）も蘇生措置は行わず疼痛管理、褥瘡予防、栄養管理、悲嘆への配慮などと決定しやすくなるため、意見の食い違いも生じにくくなるでしょう。つまり、人々の間で解明条件1と2を自覚でき、契機と志向と確信の釣り合いに納得ができていれば、信念対立の発生を防ぐことができる可能性があります。

またこれによって、信念対立を超えて連携し合える可能性も確保されます。たとえば、非常に忙しいなか患者に点滴しなければならない状況（契機）で、患者が必要な医療を必要なときに受けられるようにしたいという目的（志向）が共有されていれば、医師か看護師のうち動ける人が適宜動くという連携（確信）ができるでしょう。仮に、医師は看護師に押しつけたいという欲望（志向）を持ち、看護師は医師に振り回されたくないという関心（志向）といったように別々の志向を持っていれば、連携ではなく仕事の押しつけ合いが生じるはずです。つまり、契機と志向と確信の相対化と共有化ができれば、立場の異なる人々が目的を達成するために協力し合える可能性を確保できると考えられます。

以上の議論から、③契機と志向と確信の納得によって相互了解可能性を確保する、という解明の第三条件を導くことができます。これは、①と②を合わせて解明の条件を構成しています。信念対立解明アプローチでは、解明条件3を実質化することによって、人々の信念対立の予防と協働の可能性を確保していくことになります。

(7) 三つの解明条件の関係

これまでの議論から解明条件は、①すべての確信は契機と志向に相関的に構成されている、②疑義の余地なき確信には成立根拠がない、③契機と志向と確信の納得によって相互了解可能性を確保する、に整理できます。これらが実質化されると、信念対立は解明されることになります。ただし、解明条件の三つをすべて同時に満たす必要がある、というわけではありません。解明条件は、契機と志向に応じて使い分ける必要があります。

まず、信念対立した状態を低減したいだけなら、解明条件1の実質化を目掛けていくとよいです。解明条件1を実質化できれば、時と場合によって認識／行為は変わるという理解が確保され、絶対に正しい確信はないことになります。どんなに正しいかのように思える認識／行為でも、状況や目的が異なれば間違ったものになる可能性があるからです。信念対立は疑義の余地なき確信が通じない場合に生じます。そのため解明条件1が実質化されると、確信に疑義が生まれることから信念対立を解消することができます。

一方、激しい信念対立を低減したい場合は、解明条件1に加えて解明条件2が必要になってきます。信念対立は極めて強い確度で正当化された確信を背景に生じますが、これがあまりにも強すぎると、契機と志向によって確信が変わるというだけでは別のあり方をなかなか許容できないものです。そういうときは、疑義の余地なき確信には成立根拠はなく、錯覚にすぎないという自覚を促す必要があります。

解明条件1と2が実質化されると、疑義の余地なき確信に疑義がもたらされることになります。信念対立は疑義の余地なき確信を背景に生じますが、解明条件1と2は確信の相対化によって、信念対立が成立する構造を組み替えてしまうのです。そのため、信念対立の低減のみなら、解明条件1（あるいは1と2）の実質化で事足りるでしょう。

解明条件1と2は相対化を促すため、これが実質化されれば「人それぞれ意見が違う」「考え方もやり方もいろいろある」「いろんな価値観がある」などという状態になります。信念対立が多様な可能性を否定する力動を持ちます。そのため信念対立解明アプローチでは、人々の多様性を容認する状態に至る可能性を確保していくわけです。

しかし、自他の確信を相対化するだけでは、ヘルスケア領域で求められる多職種連携ができなかったり、より妥当な実践を目掛けることなどができなくなります。そのため信念対立解明アプローチでは、そうした目的を満たしたいときに、解明条件3の実質化を試みるのです。これを実質化できると、人々が状況（契機）と目的（志向）を共有したうえで、より妥当な方向を目掛けて物事を判断したり、手段を実行していく可能性が確保されます。それゆえ解明条件3は、信念対立を解消したうえでさらに前へ進むための、可能性の要件であるといえます。

3　再び第1章へ

本章では、信念対立解明アプローチの理論的エッセンスを論じてきました。学術的色合いの濃い議論が続きましたが、信念対立を紐解くために必要な理屈がだいぶ理解できたのではないかと思います。その反面、本章は理論的議論が中心なので、「具体的にどうやればいいのだろうか？」という疑問を持たれた方も少なくないと思います。そうした方はぜひ、第1章を再読してください。第1章では、信念対立解明アプローチの観点からさまざまな問題を解き明かしています。そして少しでも面白いと思ったら、皆さんの身近にある信念対立を、信念対立解明アプローチの観点から解き明かしてみましょう。それによって、信念対立解明アプローチの理論に根ざした具体的な考え方、やり方がさらに見通せるようになり、日々の実践にちょっとずつ明るい変化がやってくると思います。

おわりに

本書は信念対立解明アプローチの入門書であると同時に専門書であるという、希有（？）な位置づけにあります。信念対立解明アプローチは二〇一一年に体系化されてから、さまざまな人々に継承され発展してきました。本書は信念対立解明アプローチの研究と実践を事例に即してわかりやすく示しながらも、二〇一一年以降の研究動向から理論的エッセンスまでを通覧できるように工夫しました。本書で初めて信念対立解明アプローチに触れた人は、『医療関係者のための信念対立解明アプローチ』（誠信書房）、『信念対立解明アプローチ入門』（中央法規出版）も読んでください。きっと信念対立解明アプローチの理解がさらに深まるはずです。

本書の執筆には予想以上に時間がかかりました。理由は、信念対立解明アプローチの研究と実践が多方面に広がり、その成果をふんだんに盛り込もうと欲張ったところにあります。そのおかげで、前著2冊のどれともかぶっていない、新しい内容の著書にすることができたのではないかと思います。とはいえ、ご迷惑をおかけした誠信書房編集者の中澤美穂さんにはお詫び申し上げますとともに、本書の出版を引き受けてくださったことに心からお礼申し上げます。

信念対立解明アプローチ研究の協力者の皆様には心よりお礼申し上げます。特に、阿部泰之さん（旭川医科大学病院）、岡本拓也さん（洞爺温泉病院）、清水広久さん（埼玉成恵会病院）、大浦まり子さん（岡山大学大学院）、廣田隆さん（大阪市立総合医療センター）、守谷梨絵さん（米子医療センター）の協力がなければ、信念対立解明アプローチの発展はありませんでした。ありがとうございました。また、最前線で活動を支えてくれる研究室メンバーにも、お礼を申し上げます。特に、寺岡睦さん、増田典子さん、織田靖史さん、藤田健次さん、河野崇さん、小林夕子さん、古桧山健吾さん、山森まり子さん、多田哲也さん、濱田瑞葵さん、伊賀博紀さん、高木美里さん、田中悠美子さん、中田美穂さん、井坂真梨さん、難波淳平さん、中野佳奈さんにはお世話になりました。ありがとうございました。

これまでと同様に、妻の久美、息子の織舜と藍舜は私を支えてくれました。三人には感謝で言葉もありません。

京極　真

文　献

アドルノ　TW／田中義久・矢沢修次郎訳『権威主義的パーソナリティ』「現代社会学大系12」青木書店、一九九八年

American Medical Association (2013) AMA Code of Medical Ethics (http://www.ama-assn.org/ama/pub/physician-resources/medical-ethics/code-medical-ethics.page)〈二〇一三年10月29日現在〉

アレント　H／志水速雄訳『人間の条件』筑摩書房、一九九四年

バタイユ　IG／酒井健訳『エロティシズム』筑摩書房、二〇〇四年

ビーチャム　TL・チルドレス　JF／立木教夫・足立智孝監訳『生命医学倫理』麗澤大学出版会、二〇〇九年

Bernier, D. (1998) A study of coping: Successful recovery from severe burnout and other reactions to severe work-related stress. *Work & Stress*, **12**, 50-65.

独立行政法人放射線医学総合研究所「妬みや他人の不幸を喜ぶ感情に関する脳内のメカニズムが明らかに、妬みに関する脳活動が強い人ほど〝他人の不幸は密の味〟と感じやすいことが脳科学的に証明された」二〇〇八年（http://www.nirs.go.jp/information/press/2008/index.php?02_12.shtml）〈二〇一三年10月29日現在〉

フロム　E／日高六郎訳『自由からの逃走』東京創元新社、一九六六年

藤田健次「認知症高齢者の日常生活自立度に関する構造モデルの生成」吉備国際大学大学院保健科学研究科修士学位論文、二〇一二年

Gardner, D.H. & Hini, D. (2006) Work-related stress in the veterinary profession in New Zealand. *N Z Vet J.*, **54** (3), 119-24.

Gartrell, N.K., Milliken N., Goodson, W.H. 3rd, Thiemann, S., & Lo, B. (1992) Physician-patient sexual contact: Prevalence and problems. *West J Med.*, **157** (2), 139-143.

Guyatt, G., Rennie D., Meade, M., & Cook, D. (2008) *User's guides to the medical literature: A manual for evidence-based clinical practice 2nd ed.* McGraw-Hill Professional.

ヘーゲル　GWF／長谷川宏訳『精神現象学』作品社、一九九八年

池田清彦『正しく生きるとはどういうことか』新潮社、一九九八年

池田清彦『楽しく生きるのに努力はいらない――元気がわき出る50のヒント』サンマーク出版、一九九九年

池田清彦『他人と深く関わらずに生きるには』新潮社、二〇〇二年

内田樹『思考停止と疾病利得』二〇一〇年（http://blog.tatsuru.com/2010/06/02_1032.php）〈二〇一三年10月29日現在〉

ユング ＣＧ／林道義訳『元型論』紀伊國屋書店、一九九九年

カバットジン Ｊ／春木豊訳『マインドフルネスストレス低減法』北大路書房、二〇〇七年

カバットジン Ｊ／春木豊訳・菅村玄二訳『４枚組のＣＤで実践するマインドフルネス瞑想ガイド』北大路書房、二〇一三年

Isaksson Ro, K.E., Tyssen, R., Hoffart, A., Sexton, H., Aasland, O.G., & Gude, T. (2010) A three-year cohort study of the relationships between coping, job stress and burnout after a counselling intervention for help-seeking physicians. *BMC Public Health*, **10**, 213.

Kielhofner, G.／山田孝監訳『人間作業モデル――理論と応用』協同医書出版社、二〇一二年

Knezevic, B., Milosevic, M., Golubic, R., Belosevic, L., Russo, A., & Mustajbegovic, J. (2009) Work-related stress and work ability among Croatian University Hospital midwives. *Midwifery*, **27**(2), 146-53.

小林夕子「介護老人保健施設で働く作業療法士が体験する信念対立とその対処法」吉備国際大学大学院保健科学研究科修士学位論文、二〇一二年

公益社団法人日本看護協会「ＩＣＮ看護師の倫理綱領」（２０１２年版）、二〇一二年（http://www.nurse.or.jp/nursing/practice/rinri/pdf/icncodejapanese.pdf）〈二〇一三年10月29日現在〉

古桧山建吾・寺岡睦・小川晶・今井勝紀・永井成佳・篠原香・三宅優紀・京極真「身体障害領域の作業療法士を対象にした信念対立の実態調査」第29回岐阜県病院協会医学会、二〇一三年

河野崇「回復期においてクライエントがＯＴに対して抱く信念対立」湘南ＯＴ交流会配付資料、二〇一三年

河野崇・京極真「回復期リハビリテーション病棟に入院するクライエントが作業療法に対して抱く信念対立と対処法」第10回東京都作業療法学会、二〇一三年ａ

河野崇・京極真「回復期リハビリテーションの作業療法士・理学療法士が体験する信念対立に関する調査研究」第47回日本作業療法学会、二〇一三年ｂ

久保真人『バーンアウトの心理学――燃え尽き症候群とは』サイエンス社、二〇〇四年

京極真「医療における構造構成主義研究の現状と今後の課題」『構造構成主義研究』三号、二〇〇九年、九二―一〇九頁
京極真『医療関係者のための信念対立解明アプローチ――コミュニケーション・スキル入門』誠信書房、二〇一一年
京極真『信念対立解明アプローチ入門――チーム医療・多職種連携の可能性をひらく』中央法規出版、二〇一二年
京極真・寺岡睦・増田典子・河野崇・小林夕子「信念対立評価システムの開発のための基礎研究」第47回日本作業療法学会、二〇一三年
Lief, H.I. & Fox, R.C. (1963) Training for detached concern in medical students. In Lief, H.I., Lief, V.F., & Lief, N.R. (Eds.) *The psychological basis of medical practice.* New York: Harper & Row. pp. 12–35.
リネハン MM／大野裕監訳『境界性パーソナリティ障害の弁証法的行動療法――DBTによるBPDの治療』誠信書房、二〇〇七年
増田典子「終末期患者と関わる作業療法士が抱く信念対立と対処法の現状」吉備国際大学大学院保健科学研究科修士学位論文、二〇一三年
宗像恒次・高橋徹・稲岡文昭・川野雅資『燃えつき症候群――医師・看護婦・教師のメンタル・ヘルス』金剛出版、一九八八年
内藤誼人『職場で、仲間うちで他人に軽く扱われない技法』大和書房、二〇一三年
成田善弘『精神療法の第一歩（新訂増補）』金剛出版、二〇〇七年
織田靖史・京極真「マインドフルネスに基づく解明態度の方法論的補完――信念対立解明アプローチの臨床応用可能性を拓くために」第47回日本作業療法学会、二〇一三年
岡田匡『糖尿病とウジ虫治療――マゴットセラピーとは何か』岩波書店、二〇一三年
岡本浩一『権威主義の正体』PHP研究所、二〇〇四年
オットー・シャマー C／中土井僚・由佐美加子訳『U理論――過去や偏見にとらわれず、本当に必要な「変化」を生み出す技術』英治出版、二〇一〇年
Persechino, B., Valenti, A., Ronchetti, M., Rondinone, B.M., Di Tecco, C., Vitali, S., & Iavicoli, S. (2013) Work-related stress risk assessment in Italy: A methodological proposal adapted to regulatory guidelines. *Saf Health Work.*, 4(2), 95–99.
ピーターソン C・マイヤー S・セリグマン ME／津田彰監訳『学習性無力感――パーソナル・コントロールの時代をひらく理論』二瓶社、二〇〇〇年
Plass, J.L., Moreno, R., & Brünken, R., (Eds.) (2010) *Cognitive load theory.* New York: Cambridge University Press.

Rocket News24「【Twitter で激白】乙武洋匡氏が車椅子を理由にレストランで入店拒否されたと告白／レストランは謝罪と弁明」(http://rocketnews24.com/2013/05/18/329981/) 二〇一三年

ローゼンバーグ MB／安納献監訳・小川敏子訳『NVC――人と人との関係にいのちを吹き込む法』日本経済新聞社、二〇一二年

西條剛央『構造構成主義とは何か――次世代人間科学の原理』北大路書房、二〇〇五年

西條剛央「研究以前のモンダイ――看護研究で迷わないための超入門講座」『JJNスペシャル』八六号、二〇〇九年

西條剛央『人を助けるすんごい仕組み――ボランティア経験のない僕が、日本最大級の支援組織をどうつくったのか』ダイヤモンド社、二〇一二年

西條剛央・京極真・池田清彦編『構造構成主義研究』六号、北大路書房、二〇一四年

シャープ G／瀧口範子訳『独裁体制から民主主義へ――権力に対抗するための教科書』筑摩書房、二〇一二年

竹田青嗣『恋愛論』作品社、一九九三年

竹田青嗣『言語的思考へ――脱構築と現象学』径書房、二〇〇一年

竹田青嗣『現象学は〈思考の原理〉である』筑摩書房、二〇〇四年a

竹田青嗣『近代哲学再考――「ほんとう」とは何か-自由論』径書房、二〇〇四年b

寺岡睦「「作業機能障害の種類と評価」の開発」吉備国際大学大学院保健科学研究科修士学位論文、二〇一三年a

寺岡睦「OBP2.0という新作業療法理論の臨床有用性――急性期整形外科病院への適用を通して」第25回岡山県作業療法学会、二〇一三年b

寺岡睦・京極真「OBP2.0とは何か――信念対立に耐性のある作業療法理論の提案」第47回日本作業療法学会、二〇一三a年

寺岡睦・京極真「予防的作業療法のための作業機能障害の種類と評価（Classification and Assessment of Occupational Dysfunction, CAOD）の予備尺度の開発」『日本予防医学雑誌』八巻二号、二〇一三年b、五三-五七頁

寺岡睦・京極真「作業に根ざした実践と信念対立解明アプローチを統合した『作業に根ざした実践2・0』の提案」『作業療法』印刷中

寺岡睦・京極真・中山朋子・西本佳加・山崎信和・中村 Thomas 裕美「作業機能障害の種類と評価（Classification and Assessment of Occupational Dysfunction：CAOD）の試作版作成」『総合リハビリテーション』四一巻五号、二〇一三年、四七五-四七九頁

Tomori, K., Saito, Y., Nagayama, H., Seshita, Y., Ogahara, K., Nagatani, R., & Higashi, T. (2013) Reliability and validity of individualized satisfaction score in Aid for Decision-making in Occupation Choice (ADOC). *Disabil Rehabil. Jan.*, **35**(2), 113-117.

Tomori, K., Uezu, S., Kinjo, K., Ogahara, K., Nagatani, R., & Higashi, T. (2012) Utilization of the iPad application: Aid for Decision-making in Occupation Choice (ADOC). *Occup Ther Int Jun.*, **19**(2), 88-97.

Turner, L. (2003) Zones of consensus and zones of conflict: Questioning the “common morality” presumption in bioethics. *Kennedy Inst Ethics J.*, **13**(3), 193-218.

ヴァーガス MF／石丸正訳『非言語コミュニケーション』新潮社、一九八七年

著者紹介

京極　真（きょうごく　まこと）

1976年大阪府生まれ。博士（作業療法学），解明師見習，作業療法士。専門は信念対立解明アプローチ，作業療法学，構造構成学。首都大学東京大学院人間健康科学研究科博士後期課程修了（2009年）。現在，吉備国際大学大学院保健科学研究科准教授。主な著書に『医療関係者のための信念対立解明アプローチ』『作業療法士のための非構成的評価トレーニングブック』（誠信書房），『信念対立解明アプローチ入門』（中央法規出版）など多数。

homepage　http://sites.google.com/site/kyougokumakoto/
blog　http://kyougokumakoto.blogspot.com/
twitter　http://twitter.com/Makver2
e-mail kyougokumakoto@gmail.com

医療関係者《いりようかんけいしや》のためのトラブル対応術《たいおうじゆつ》
——信念対立解明《しんねんたいりつかいめい》アプローチ

2014年４月20日　第１刷発行

著　者　京　極　　真
発行者　柴　田　敏　樹
印刷者　田　中　雅　博

発行所　株式会社　誠　信　書　房
〒112-0012　東京都文京区大塚3-20-6
電話　03(3946)5666
http://www.seishinshobo.co.jp/

印刷所／創栄図書印刷　製本所／協栄製本
検印省略　落丁・乱丁本はお取り替えいたします
ISBN978-4-414-80207-8 C3047　Printed in Japan

病いの語り

慢性の病いをめぐる臨床人類学

アーサー・クラインマン著
江口重幸・五木田 紳・上野豪志訳

本書は，慢性の病いをかかえた患者やその家族が肉声で語る物語を中心に構成されている。生物医学が軽視しがちな病いの「経験」と「語り」に耳を傾けてその意味を理解することが，現代の医療やケアに最も必要であることが明らかにされる。

主要目次

- 症状と障害の意味
- 病いの個人的意味と社会的意味
- 痛みの脆弱性と脆弱性の痛み
- 生きることの痛み
- 慢性の痛み――欲望の挫折
- 大いなる願望と勝利――慢性の病いへの対処（コーピング）
- 死にいたる病い
- 病いのスティグマと羞恥心
- 慢性であることの社会的文脈
- 疾患を創り出すこと――虚偽性の病い
- 治療者たち――医者をするという経験の多様性

A5判上製　定価(本体4200円+税)

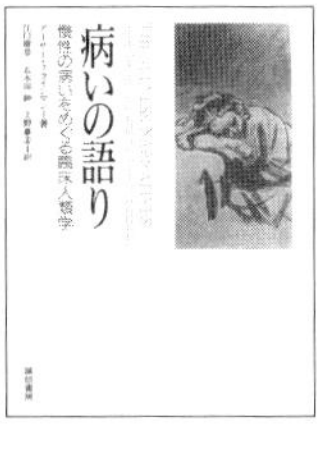

知っておきたい精神医学の基礎知識［第2版］

サイコロジストとメディカルスタッフのために

上島国利・上別府圭子・平島奈津子編

医療，保健，福祉の臨床現場で働くサイコロジストやメディカルスタッフに必要な精神医学の基礎知識を，コンパクトにわかりやすくまとめたガイドブック。精神疾患はもちろん，診断学，症状学，治療法，処方薬の効能や禁忌，関連法と制度やチーム医療の在り方など，「これだけはぜひ知っておきたい基礎知識」を網羅している。また第2版では，精神科ソーシャルワーカーや臨床心理士のあり方をより具体的に紹介し，また保険点数化された認知行動療法の記述を強化した。

主要目次

第Ⅰ章　精神医学を理解するための基礎知識
第Ⅱ章　精神科診断学の基礎知識
第Ⅲ章　精神科症状学の基礎知識
第Ⅳ章　精神疾患の基礎知識
第Ⅴ章　精神科治療の基礎知識
第Ⅵ章　精神科関連の法と制度の基礎知識
第Ⅶ章　臨床心理学と精神医学との接点

A5判並製　定価(本体3900円＋税)

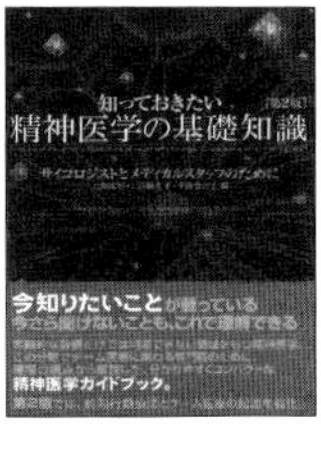